H7N9禽流感预防知识手册

蒋泽先 胡 熹 周 伟◎编写

江西人民出版社
江西科技出版社

图书在版编目(CIP)数据

H7N9 禽流感预防知识手册/蒋泽先,胡熹,周伟编写.

—南昌:江西人民出版社,2013.4

ISBN 978 - 7 - 210 - 05913 - 4

Ⅰ.①H… Ⅱ.①蒋… ②胡… ③周… Ⅲ.禽病—流行性感冒—人畜共患病—防治—手册 Ⅳ.①R511.7 - 62

中国版本图书馆 CIP 数据核字(2013)第 073171 号

书名:H7N9 禽流感预防知识手册
作者:蒋泽先 胡 熹 周 伟 编写
出版:江西人民出版社
发行:各地新华书店
地址:江西省南昌市三经路 47 号附 1 号
编辑部电话:0791 - 86898825
发行部电话:0791 - 86898893
邮编:330006
网址:www.jxpph.com
E - mail:jxpph@tom.com web@jxpph.com
2013 年 4 月第 1 版 2013 年 4 月第 1 次印刷
开本:880 毫米×1230 毫米 1/32
印张:3
字数:50 千字
ISBN978 - 7 - 210 - 05913 - 4
赣版权登字—01—2013—88

定价:7.00 元
承印厂:江西千叶彩印有限公司印刷

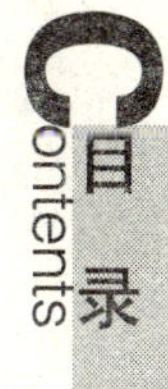
Contents
目录

第三章　显微镜下与医生眼中的禽流感

第四章　怎么知道患了禽流感

第五章　禽流感的预防

第六章　禽流感问答精选

第一章
禽流感的前世今生

第一节 从历史上一次恐怖的流感说起

感冒、流感是许多人早就熟悉的疾病。“流行感冒”也曾作为一种笑谈低俗“时尚”的用语。有一句话是,凡是流行的就是大家喜欢的,有人问,流行感冒你喜欢不?

随着时代的进步,科学的发展,人类防病治病能力的加强,大家似乎对流感已不太在意了。其实,流感是一种威胁人类健康的疾病。据世界卫生组织统计,每年全世界有 6 亿人患流感,占全球总人口的十分之一。说流感是一种可以致命的疾病,这绝不是危言耸听。患上流感的人往往突发高热,一般先出现畏寒,继而出现发热,同时伴有头痛、全身酸痛、咽喉发炎,有时恶心、呕吐,甚至因肺出血和继发感染而死亡,其造成的破坏往往让人始料不及。

现代医学专家可以明确地告诉你,流行性感冒,也称流感,是由流感病毒引起的一种急性呼吸道传染病,传染性强,发病率高,容易引起暴发流行或大流行。引发流感的流感病毒,有甲、乙、丙三种,其中甲型流感病毒最容易发生变异,可感染人和多种动物,是人类流感的主要病原。

流感流行时期,人人易感,没有人的免疫系统能够抵御住流感病毒的攻击。病毒在空气中随着飞沫飘动着,任何人吸入一定量后,那些可怕的症状就会一一出现。体质弱的妇女、儿童、老人,因为种种并发症而死去。每一次流感的世界范围大流行都是人类的一场灾难。

当流感与禽加在一起,便形成一个新的疾病,而且还不断报道出现死亡病例,许多人开始关注和询问,什么叫禽流感?

“禽”,现代汉语词典里解释为鸟类的总称。这说明“流感”一定与禽类有关。

“流感”,当然指的就是流行性感冒。以此类推,禽流感就是在禽类中流行的一种由病毒引起的传染性疾病。在我国,曾经发生多次鸡瘟,鸡瘟就是一种传染病,可能就是禽流感。

那么,禽流感与人类又有什么关系呢?说来话长。

1918 年的西班牙,有约 800 万人感染了此病,西班牙国王也不例外,照样染上流感。后来学者把这次流感命名为西班牙流行性感冒。有此“美誉”,并非是从西班牙诞生或爆发,而只是在这里开始大流行。1918 年 8 月 27 日,流感传入美国,9 月开始在波士顿的码头工人间传播,20 ~ 35 岁的青壮年群体中死亡率特别高,他们出现脸色发青和咳血等症状。引发并发症而导致死亡,死因以肺炎为多。许多城市限制市民前往公共场所,电影院、舞厅、运动场所等都被关闭长达一年。这年10月是美国历史上最黑暗的一个月,20万美国人在这个月死去,1918年美国的平均寿命因此比平常减少了12年。数星期内世界各地几乎在同一时间爆发了流感,一团阴影笼罩着美国,也笼罩着世界。

1918年6月初,这种病开始传入我国台湾基隆,然后蔓延台湾全岛。10月下旬,第二波流感又开始从基隆出现,12月中旬结束,造成约77万人感染,25394人死亡。第三波造成14余万人感染,19244人死亡。

这次流感,波及全球,造成全世界约10亿人感染,2500万到4000万人死亡(当时世界人口约17亿人);全球平均致死率约为2.5%~5%。这次流感在18个月内便完全神秘消失,其病株一直没有被人类真正认识。这成了一宗历史上的"悬案"。寻觅元凶,找出"杀手"是后来人的责任。

此"案"何时破,此因何时明?

第二节 后来者一直在追寻当年的"杀手"

人类对流感的认识有一个过程。人类不停地追寻1918年造成死亡的真凶,直到1933年英国学者才分离出第一个人类流感病毒,并命名为H1N1,从此人们才知道流行性感冒是由流感病毒所致。由于人们到后来才知道致病原因,以及当时绝大多数的死者遗体为防传染都已经焚毁,加上重新合成病毒研究的危险性,此后数十年,人类似乎逐渐远离了这种疾病,人们对于该流感病毒所知一直很有限。

第一个人类流感病毒出现了,人类还在追寻,反思1918年的流感,提出了以下几个问题:1.究竟是什么病毒?2.为什么传播力和致病力这么强？3. 与动物是否有关？4. 与哪类动物有关？

1955 年，一位外国学者证实，家禽疫病毒为一种甲型流感病毒。人类开始了离自己最近的两次大流行病毒株起源的找寻，即 1957 年和 1968 年的大流感。这次找寻促进了对动物中流感病毒生态学的广泛研究，科学家从禽类中包括野生水鸟、鸡和燕鸽中分离出了许多非致病性禽流感病毒，这才使医学家们意识到，禽流感病毒在禽类中分布是如此之广，如此之多。那么禽流感与人类流感到底有什么关系呢？

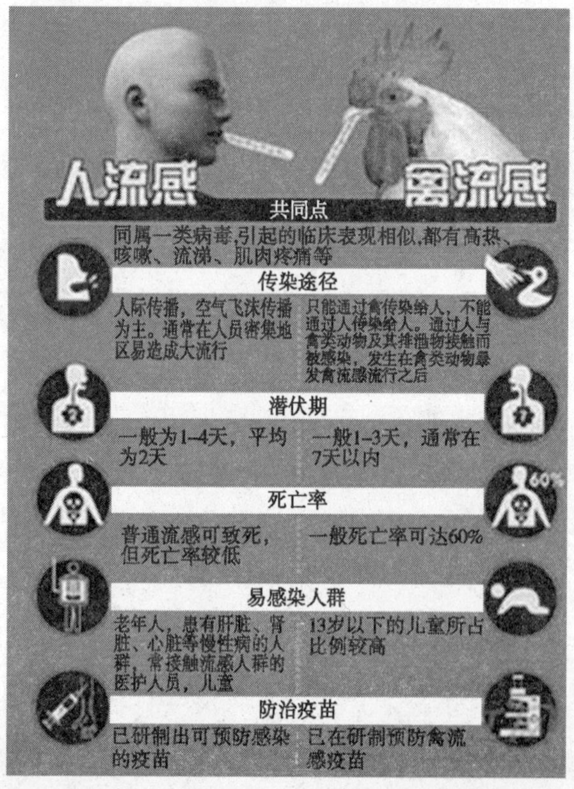

人流感与禽流感对比图(来源:《人民日报》)

通过研究,人类流感病毒可分为甲(A,禽类是主要宿主与感染对象)、乙(B,主要感染人类)、丙(C,少见)三种。科学家们发现,禽流感就是由禽类中流行的甲型流感病毒引起的传染性疾病。

甲型流感病毒有很多不同的亚型,譬如这次的H7N9以及大家熟悉的H5N1。所有已知的甲型流感病毒的亚型都能在鸟类中找到。人与禽是否可以相互感染呢?新的问题又摆在科学家们面前。

人类通常不会被禽流感病毒感染,不过,由于病毒基因突变,有些禽流感病毒亚型可以实现跨物种传播,经由禽类及被禽类分泌物、排泄物污染的物体感染人。

1997年,美国科学家杰弗里·陶贝格尔(J. Taubenberger)在《科学》周刊上发表了他与同事利用遗传学技术得出的研究成果,认为1918年的流感病毒与猪流感病毒十分相似,是一种与甲型(A型)流感病毒(H1N1)密切相关的病毒。至今,仍然可以在某些国家的猪体内发现这种病毒。

1998年初,美国国防病理研究中心(AFIP)辖下所属的分子病理部门在阿拉斯加的Brevig Mission附近发现了一具被完整冰封近80年的爱斯基摩女子的尸体。Brevig Mission在1918年11月由于流感失去了85%的人口。4件样本的其中之一含有一些1918病毒的基因物质。这个样本给予科学家第一手资料来研究这个病毒。

据2001年10月英国媒体报道,英国科学家正力图根据10名死于1918年大流感的伦敦人的遗体,找到引起这场流感的病毒样本或碎片,分析其基因组特征,研究它为什么具有这么强的杀伤力和传染性。

2002 年 10 月,美国国防病理研究中心与纽约西奈山医学院的微生物学家合作,开始尝试重建病毒。在一个实验中,他们成功制造了一个有两个 1918 病毒基因的病毒。而这个病毒和其他流感病毒比较起来,对老鼠较致命。

2004 年 2 月 6 日,《科学》杂志报道了两支队伍,英国国家医学研究院(National Institute for Medical Research)和美国斯克利普斯研究院(Scripps Research Institute),他们重建了 1918 流感的红血球凝集素(hemagglutinin;HA 糖蛋白),并从中了解该蛋白分子如何通过改变形状使病毒从鸟类移到人类身上。

2005 年 10 月 5 日,研究人员宣布 1918 病毒的基因序列已经被重组。2005 年在亚洲发生的 H5N1 病毒与 1918 病毒有些地方类似,是最可能制造出“大瘟疫”的禽流感亚型。那么 1918 年的案件是否告破了呢? 只能说病毒研究取得了一个阶段性的胜利,而病毒突变的研究却任重而道远。

如果禽流感“想”制造出一次大瘟疫,那它势必要演化出人与人传染的能力。从目前来看,高致病性 H5N1 亚型的机会最大。这一亚型的病毒在基因突变后,能从禽类传染人,如果再经过与人类流感病毒进行基因交换,获得持久、有效的人传染人的能力,以它非常高的致死率来看,一场大规模的人类流感就会爆发。

在 2009 年 H1N1 亚型禽流感爆发之前,还没有一种禽流感病毒亚型被证实能在人与人之间成功传播。

无疑,每次流感爆发都是人类的一次灾难。曾有智者说,传染病可以改变历史进程,疫情可以推动制度的诞生。历史上的人类，都是在灾难中把文明推向前进，而每一次文明的进步，又可以带来新的疾病的发生和传播，人类就是这样跳跃前进着的。

第三节 专家解说与有问必答

专家解说

禽流感与人类的关系

人类感染禽流感病毒的概率很小，主要是三个方面的因素阻止了禽流感病毒对人类的侵袭。

第一，禽流感病毒不容易被人体细胞识别并结合；

第二，所有能在人群中传播的流感病毒，其基因组必须含有几个人流感病毒的基因片段，而禽流感病毒没有；

第三，高致病性的禽流感病毒由于含碱性氨基酸数目较多，使其在人体内的复制比较困难。

从动物进化的观点来看，禽流感病毒出现的时间比人流感病毒早，因此，不少学者都认为人类流感病毒是由禽流感病毒进化而来的。目前有学者认为，造成人间大流行的甲型流感病毒新亚型毒株，是直接或间接由人流感病毒与禽流感病毒基因重组演变而来的，而猪正是这一基因重组的主要场所。

有问必答

1. 禽流感为什么会威胁人类?

禽类感染 H5N1 型病毒后数日内死亡，如果由禽类传染给人，发病后死亡率高达 60%。到目前为止，世界上大约有 60

人死于禽流感。H5N1 型禽流感病毒目前还处于由鸡、鸭传染给人的阶段。然而,如果禽流感反复发作,一旦病毒基因发生变异,就有可能变成人与人之间传播的新型流感。

世界卫生组织(WHO)总干事李钟郁在一次国际会议上说,禽流感人传人现象的爆发只是时间早晚的问题,现在全球正处在危机边缘。眼下各方正在与时间赛跑,当务之急是增加抗病毒药丸供应。

2. 人与人之间会传播 H7N9 禽流感吗?

根据以往资料,人禽流感均为散发。目前尚无确切证据显示此次的 H7N9 病毒可以在人与人之间传播。因此,目前在人群中传播力不强。

但是以往人感染高致病性禽流感的病死率十分高,约为 60%。这次 H7N9 禽流感病毒,也有很高的病死率。截至 2013 年 4 月 11 日,确诊人感染 H7N9 禽流感 38 例,其中 10 例死亡。

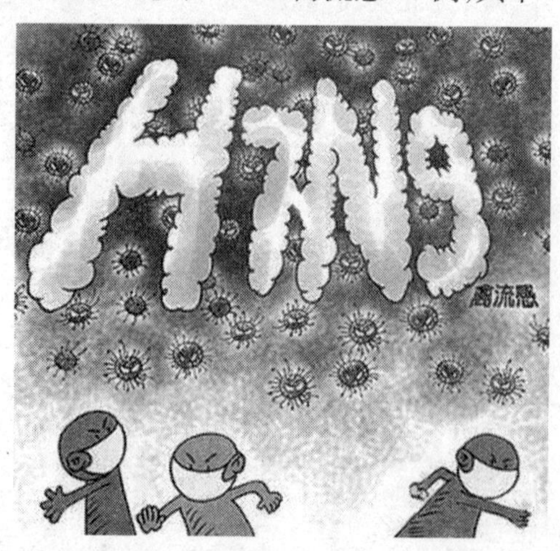

H7N9 禽流感来袭(来源:《人民日报》)

第二章
人类与禽流感的较量路漫漫

第一节 从活禽中找到了禽流感病毒

高致病性禽流感病毒一直在家禽中流行并爆发。

澳大利亚在1976年、1985年、1992年、1995年和1997年爆发禽流感;

英格兰在1979年和1991年;美国在1983—1984年;爱尔兰在1983—1984年;德国在1979年;墨西哥在1994—1995年;巴基斯坦在1995年;意大利在1997年;香港在1997年相继爆发禽流感。

2003年10月以来亚洲多国发生禽流感。所有的高致病性禽流感皆为H5或H7亚型,在严重的家禽疫样爆发中还曾分离出H4和H10亚型。

1989年3月,中国吉林和黑龙江的马群爆发了严重的呼吸系统疾病,病死率达20%,种系分析显示其为H3N8禽流感

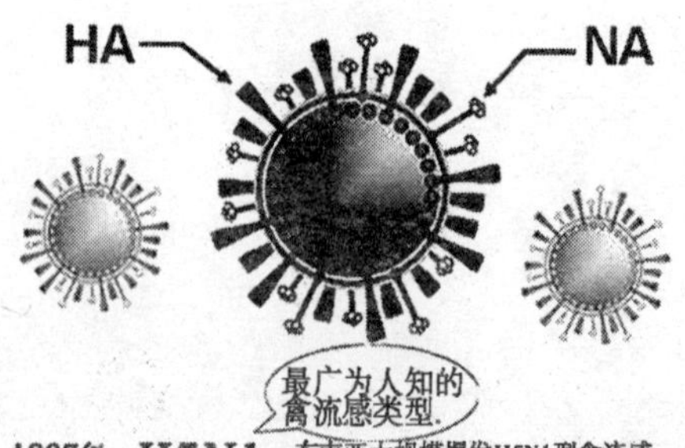

1997年 H5N1 东南亚大规模爆发H5N1型禽流感。

1999年 H9N2 香港出现H9N2型禽流感的人类感染。

2003年 H7N7 荷兰出现H7N7型禽流感的人类感染。

2004年 H5N1 东亚发生H5N1亚型禽流感。

2006年 H3N2 美国出现H3N2型禽流感。

2013年 H7N9 中国出现H7N9型禽流感。

禽流感爆发历史图(来源:人民网)

来源,且未发生基因重组。1990 年 4 月,黑龙江的马群再次爆发流感,发病率为 48%,无病死率,其病毒分离株与 1989 年吉林分离株极为相似,其病死率的下降可能由于该地区的马获得了对该病毒的免疫力。

1997 年香港 H5N1 禽流感爆发期间,接触 H5N1 患者的医护人员和家庭成员 H5N1 抗体阳性率显著升高,提供了人与人之间传播的证据,但都只提供了血清学资料,未见人与人之间感染的临床病例。2003 年荷兰 H7N7 禽流感爆发期间,3 例未接触过病禽的家庭成员的发病提示存在人与人之间的传播。尽管禽流感病毒在人与人之间的传播极为有限和少见,但一些病例值得医学家们警惕和研究。

美英科学家曾报告,造成 1918 年西班牙流感的 H1N1 病毒为禽流感病毒。那么,这次流感期间的人与人之间的传播病例数就应当是一个相当惊人的数字。

1918 年西班牙流感为禽 H1N1 流感病毒直接感染人类所致。1957 年亚洲流感为欧亚禽流感病毒(PB1、HA 和 NA 基因)和人 H1N1 病毒的重组产物,此后 H1N1 病毒从人中消失。1968 年香港流感为欧亚禽流感病毒(PB1 和 HA 基因)和人 H2N2 病毒的重组产物,此后 H2N2 病毒从人中消失。1977 年,H1N1 病毒在儿童和青少年中爆发,该病毒与 1950 年在人类中循环的病毒几乎相同。目前,H1N1 和 H3N2 流感病毒共同存在于人类中。

1977 年俄罗斯流感的 H1N1 病毒与 20 世纪 50 年代在人类中循环的病毒几乎相同,很可能该病毒在某种动物宿主体内潜伏了 20 年而没有发生变化。这次大流行的死亡率相对较低,原因在于 20 岁以上人群已经对该病毒存在免疫力。

显而易见,禽类身上的流感病毒在不断地突变,突变的结果是影响了人类的健康。两者之间有着传染传播与致病或致死的关系。

第二节 我国对禽流感的研究

1975—1978 年,香港多位学者对香港和由广东、广西进口的活禽(鸡、鸭、鹅)进行了市场监测,分离到 62 种不同血清亚型的流感病毒,其中有 7 株是从鸡中分离到的,有 3 个毒株亚型为 H3N2,其余 4 株分别是 H3N6、H3N9、H6N4 和 H1N1。

1976—1979 年,我国从上海、广西和北京等地家禽(鸭)中分离出多株甲型流感病毒。

1978—1979 年,辽宁省丹东市捕捉了 17 种不同品种的野禽,从其中 4 种(主要是野鸭)中分离出 33 株流感病毒。1980 年,我国从南京鸡鸭加工厂屠宰的外表健康的鸭鹅泄殖腔中分离出 H4、H5、H6 等亚型禽流感病毒。

1992 年又从鸡体中分离出低致病力禽流感毒株 H9N2,从而发现禽流感在大陆鸡群中的流行。

1994 年,我国向全世界公布了这一事实之后,通过"禽流感血清学调查和病原分离"证实了禽流感在我国大范围存在。

1997 年,陈福勇等从某鸡场分离到 H9N2 毒株。

唐秀英从鸡群、鸭群、鹌鹑、鹅等中分离到 28 株 H9N2、1 株 H3N2、1 株 H1N1、1 株 H3N8、2 株 H4N6 和 3 株 H5N1 病毒,其中由鹅体分离的 H5N1 为高致病力毒株,其余均为低致病力毒株。此外,唐秀英等还在国际上首次从发病鸡群中分离到 1 株 H14N5 毒株。近几年,唐秀英等在对我国部分地区商品蛋鸡群及养鸡专业村进行禽流感血清学调查中发现 221 个阳性鸡群,其中 H9 亚型阳性鸡群占 93.89%,证实禽流感尤其是中等毒力以下 H9 亚型禽流感病毒已在我国广泛存在,给我国养禽业造成较大威胁。

1997 年 4 月,香港流浮山 3 个鸡场 4 500 只鸡突然死亡。检验结果为 H5N1 的禽流感病毒感染;不幸的是,5 月 21 日 1 名 3 岁男童死于雷耶氏综合征及肺炎合并症,从其气管分泌物中分离出 1 株 H5N1 流感病毒(A/HK/156/97);截至 1998 年 2 月 11 日共有 18 人确诊为 H5N1 病毒感染并发病,其中 6 人死亡。经过对 A/HK/156/97 分离株 8 个基因片段序列的分析,并分别与人源和禽源流感病毒比较,发现8个基因片段同源率达90.1%~98.5%的毒株均为禽流感病毒,未发现任何曾在中间宿主与人流感病毒基因重排证据,由此确定,禽流感病毒首次突破种间障碍,未经中介直接感染人并致死。

1999年2月,郭元吉等发现5个禽源H9N2病毒感染人病例,3月,香港从2个小女孩体内分离出2株H9N2禽流感病毒,虽然7人均全部康复,但该事件发生增加禽流感病毒感染人并致病例证。值得注意的是H9N2有多年流行历史,特别是近年来在我国广泛存在,1999年7月在对我国某禽流感研究小组成员血清学调查中发现25%的人员H9血清抗体为阳性。禽流感被认为是人流感病毒发生变异的新基因来源已成定论。

1997年香港H5N1和1999年内地及香港H9N2禽流感感染人事件的发生,更突出地显示了其公共卫生意义。

第三节 禽流感为什么多发生在华南

我国华南地区是世界禽流感发生中心。国内外学者一直在关注,国际学术界总结了4个原因:

1. 该地区水网密布,拥有高密度禽类及哺乳动物,人口稠密,人、猪、家禽和水禽之间接触非常紧密。

2. 该地区独特之处还在于:气候温暖、潮湿,利于流感病毒长期存活;禽粪喂猪、猪粪喂鱼、水禽放养和鸟类丰富的生产生态模式。

3. 人们喜吃活禽、活鱼,高密度、多品种活禽市场存在的生活模式。

4. 这个区域正处于国际候鸟迁徙路线上。

这些特点决定禽流感和人流感病毒可通过粪便、水系、饲料、活禽市场、用具、饲养管理过程、迁徙和共同中间宿主等环节在家禽、水禽、野鸟、猪和人之间保存、传播和演化，产生新型禽流感和人流感病毒。候鸟迁徙又可将流感病毒带出和带入该地区。

禽流感病毒作为人流感最大的基因库间接威胁人类健康，还作为新病原直接对人类构成威胁，因此其公共卫生意义不容忽视。在 2000 年刚刚到来之际，意大利 H7N1 高致病力禽流感的爆发并波及欧洲、北美及亚太等地区人流感的大流行，无不提示人类，禽流感将是人类本世纪面临的挑战之一。

第四节 人类近十年感染禽流感大事件

2003 年 2 月，香港 2 人感染 H5N1 禽流感病毒，1 人死亡。

2003 年 2 月 28 日，荷兰暴发 H7N7 禽流感疫情。至 4 月，病毒感染 800 多家鸡场 1100 万只鸡。83 人感染，1 名男子死亡。

2004 年 1 月，世界卫生组织确认泰国和越南 11 人感染 H5N1 禽流感病毒，其中 8 人死亡，但未发现人际传染。中国首次公布 H5N1 禽流感疫情。

2004 年 4 月 6 日，加拿大 2 名养鸡工人出现感冒症状，被确诊为感染 H7N3 禽流感病毒。

2004 年 8 月，越南再添 3 人死于 H5N1 禽流感病毒感染。

2004年12月，世界卫生组织报告了自9月初以来越南的首例人感染H5N1禽流感病毒病例。

2005年1月至2月，越南新发13例人感染禽流感病例，其中12人死亡。

2005年2月，柬埔寨出现首例禽流感病例。英国一家学术杂志发表研究报告，怀疑越南可能出现人际传染禽流感病毒。

2005年3月，越南再添15例人感染H5N1禽流感病毒病例，柬埔寨报告同类诊断1例。

2005年4月19日，死于越南一所医院的柬埔寨女青年被确认感染了禽流感，这使柬埔寨当年因感染禽流感死亡的人数增至4人。

2005年6月，越南证实，1名农场工人因接触感染禽流感病毒的病鸡而感染致命性禽流感病毒，该患者并未表现出任何患病症状，但他的血液中携带H5N1亚型禽流感病毒抗体。

2005年7月21日，印尼卫生部确认，1名38岁的农场工作人员因感染H5N1病毒死亡。

2005年8月至9月，越南卫生部报告新增4例人感染病例，其中3人死亡。

2005年10月10日，来自印尼楠榜省的1名21岁的男性青年已被证实感染禽流感。

2005年10月10日，土耳其西部巴勒克埃西尔省有7名被怀疑感染禽流感病毒的人正在接受治疗。

2005年10月19日，泰国北碧府帕侬县1名48岁男子因感染禽流感病毒而死亡。23日，在北碧府帕侬县新发现的禽流感病毒疑似感染者与死者同乡。

2005 年 10 月 25 日,世界卫生组织与印尼卫生部宣布,印尼出现第 4 例人感染禽流感死亡病例。

2005 年 10 月 26 日,3 名法属留尼旺岛居民被怀疑在一次泰国旅行中感染了 H5N1 型禽流感病毒。

2005 年 10 月 29 日,越南中部广平省洞海市越古医院死亡 2 人,被怀疑死于禽流感。

2005 年 11 月 8 日,香港凤凰卫视消息,越南首都河内再有 2 人证实感染 H5N1 禽流感,其中 1 人在 11 月 1 日死亡。

2005 年 11 月 7 日,印度尼西亚已确认 9 起人感染 H5N1 禽流感病例,其中 5 例死亡

这次我国确诊的人感染 H7N9 型禽流感病例,在全球范围内尚属首次。在这之前,H7N9 亚型只在禽间传染,荷兰、日本及美国等地都曾爆发过禽间疫情。

致病性及传染性:因为病例过少,对 H7N9 亚型的致病性及传染性尚无可靠结论。目前虽然有密切接触者出现疑似症状,但还不能断言高致病性禽流感病毒 H7N9 已具有人际传播性。

第五节 2013 最新疫情

截至 2013 年 4 月 11 日,全国共报告 38 例确诊病例,其中死亡 10 人。病例分布于上海(18 例,死亡 6 例)、江苏(12 例,死亡 1 例)、安徽(2 例,死亡 1 例)、浙江(6 例,死亡 2 例)4 省市的 17 个地市级区域。确诊病例间未发现流行病学联系,所有病例的密切接触者均已采取医学观察措施,未发现异常情

况。目前病例处于散发状态，尚未发现人传人。

近日，全国多地发现数名 H7N9 禽流感病例，并且有患者死亡。消息传出后，群众密切关注。

中国国家卫生和计划生育委员会 2013 年 3 月 31 日通报，上海市和安徽省、江苏省发现 4 例人感染 H7N9 禽流感病例，其中安徽省滁州市确诊 1 例人感染 H7N9 禽流感病例，病情危重，正在积极抢救中。

世界卫生组织 4 月 1 日在瑞士日内瓦通报，中国出现 3 例人感染 H7N9 禽流感确诊病例。该组织称将与中国政府部门保持联系，及时公布疫情发展的最新情况。接报后，国家卫生和计划生育委员会高度重视，立即派出专家组赶赴当地指导协助全力开展临床救治和疫情应急处置工作；研究落实各项疫情处置措施；组织专家开展风险评估，研判疫情形势。上海、安徽、江苏三省市卫生部门正按照要求，继续落实患者临床救治、密切接触者追踪和医学观察、疫情监测等应急处置措施。截至 2013 年 4 月 1 日，3 例病例的 88 名密切接触者均未发现异常情况。

根据江苏省卫生厅 4 月 2 日通报，江苏确诊 4 例人感染 H7N9 禽流感病例，均在全力抢救中。

目前，北京、广东、湖南、重庆、海南等地对外发布消息称，尚未发现人感染 H7N9 禽流感病例。

针对新发现的 4 个病例，江苏方面成立人感染 H7N9 禽流感防治工作领导小组及人感染 H7N9 禽流感疫情预防控制专家组、医疗救治专家组，强化疫情防控。同时，江苏还指定了 16 家三级甲等医院作为江苏省的定点收治医院。

目前,未发现上述4例病例间存在流行病学关联。

此前,国家卫生和计划生育委员会3月31日通报,上海市和安徽省共发现3例人感染H7N9禽流感病例。

根据浙江省卫生厅4月3日通报,浙江省发现3例人感染H7N9禽流感病例,2人死亡。

根据上海市卫生和计划生育委员会4月4日的通报,截至21时,上海共确诊6例人感染H7N9禽流感病例,死亡4例,另外2例正在救治,其中1例是幼托儿童,病情轻微,正在康复中。

浙江省卫生厅4月5日通报,浙江省湖州市1人感染H7N9禽流感患者因抢救无效死亡。截至目前,该患者的密切接触者55人均未发现临床异常表现。至此,浙江共确诊人感染H7N9禽流感病例3例,死亡2例。

截至2013年4月7日17时,上海市新确诊2例人感染H7N9禽流感病例,均在救治中。两病例密切接触者目前均未发现异常。至此,上海共发现10例人感染H7N9禽流感确诊病例,其中死亡4例。

截止到2013年4月7日17时,全国共发现20例人感染H7N9禽流感确诊病例,死亡6例。上海10例,其中死亡4例;江苏6例;安徽1例;浙江3例,其中死亡2例。

截至2013年4月8日17时,全国共报告24例确诊病例,其中死亡7人。病例分布于上海(11例,死亡5例)、江苏(8例)、安徽(2例)、浙江(3例,死亡2例)4省市的17个地市级区域。确诊病例间未发现流行病学联系,所有病例的密切接触者均已采取医学观察措施,未发现异常情况。目前病例处于散发状态,尚未发现人传人。

第六节 专家解说与有问必答

专家解说

甲型流感病毒特别活跃，表面经常会发生微小的变异，这种变异科学家们称为“漂变”。甲型流感病毒通过细小的“漂变”来伪装自己，从而达到躲避人体免疫系统识别的目的。除了伪装以外，还有一个可怕的变化叫“移变”，“移变”指的是流感甲型病毒发生突变，导致一种新的病毒“亚型”出现。人体内几乎没有抵御这种新生病毒的抗体，所以“移变”的结果往往会导致流感的全球性大爆发。

甲流病毒有很多不同的亚型，科学家们依据病毒上的血凝素蛋白（HA）及神经氨酸酶蛋白（NA）的不同，将甲流病毒分为不同的亚型。H 可分为 16 个亚型（H1—H15），N 有 9 个亚型（N1—N9）。HA 与 NA 的每一种组合，都是一种亚型。其中，许多亚型的自然宿主是禽类和动物，对禽类危害最大的为 H5、H7 和 H9 三种亚型毒株，禽流感病毒因与人流感病毒存在受体特异性差异，所以不容易传染给人。

科学家们根据禽流感病毒（AIV）的致病性将它分为高致病性、低致病性和非致病性三大类。低致病性禽流感病毒在 HA 裂解位点上只有一个或两个碱性氨基酸——精氨酸，这种结构只能被存在于呼吸道和消化道内的精氨酸特异蛋白酶识别并裂解，因此，低致病力禽流感病毒感染一般只在呼吸道和消化道内局部繁殖。而高致病性禽流感是由 H5 和 H7 亚毒株引起的疾病。高致病性禽流感因其在禽类中传播快、危害大、病死率高，被世界动物卫生组织列为 A 类动物疫病。这种病毒可在禽类的消化道中繁殖，多数情况并不致病，但高致病性禽流感病毒在鸟类中的传染性很强，且一旦感染，鸟类的死亡率也很高，对家禽来说尤其严重。

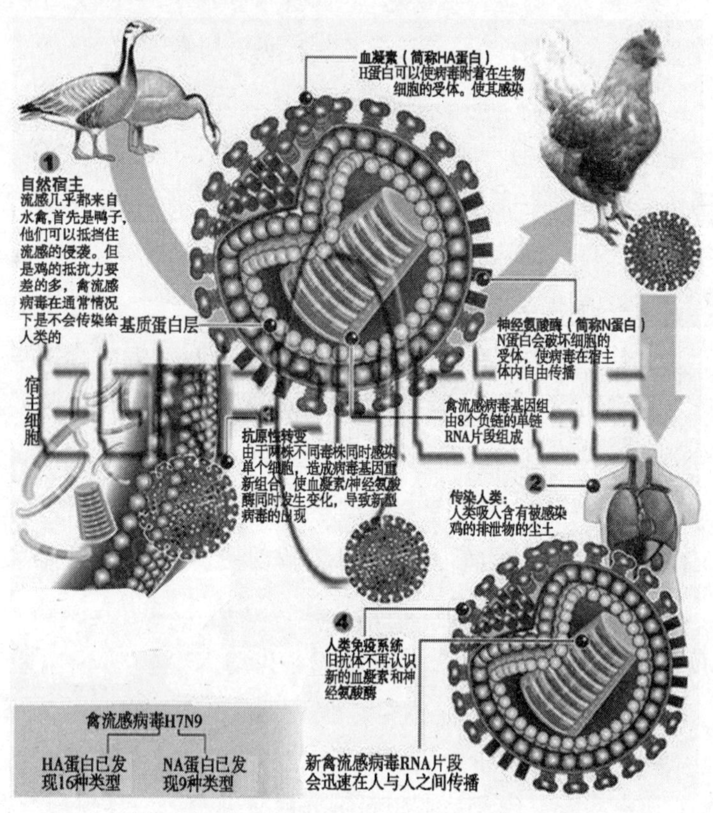

禽流感病毒图解（来源：新华网）

有问必答

1. 什么是 H7N9 禽流感?

禽流感,是由甲型流感病毒的一种亚型引起的急性传染性疾病。它通常只感染鸟类,少见情况会感染人、猪、马、水貂和海洋哺乳动物。

可感染人的禽流感病毒亚型为 H5N1、H9N2、H7N7、H7N2、H7N3。此次报道的人感染 H7N9 禽流感病毒,是 H7N9 和 H9N2 基因重配的新病毒。2013 年以前,中国没有发现人感染 H7 禽流感病例。

2. 人是怎样感染上 H7N9 禽流感的?

部分确诊病例曾经接触过动物或者处于有动物环境当中。

2013 年 4 月 4 日,在上海市一家市场上的鸽子中检出 H7N9 流感病毒,与人感染 H7N9 禽流感有较高同源性。但人如何感染尚不明确。目前根据以往经验及本次病例流行病学调查推测,可能由携带 H7N9 禽流感病毒的禽类及其粪便、羽毛、呼吸道分泌物、血液等,经呼吸、接触等方式传播给人类。

3. 目前蔓延的禽流感和通常人们所说的鸡瘟是一回事吗?

专家:鸡瘟分真性鸡瘟和新城疫两种,而时下流行的禽流感则属前者。禽流感,即真性鸡瘟,是由 A 型流感病毒引起的家禽和野禽的一种从呼吸病到严重性败血症等多种症状出现的综合病征,目前已经证实可以使人类感染发病。通常所说的鸡瘟指的是一种名为新城疫的禽类传染病,这种疾病传染性也很强,一旦爆发同样会造成禽类大量死亡。但是新城疫病毒的变异能力较低,通常使用疫苗保护进行疾病控制。目前有新城疫使人类感染结膜炎的临床病例。

【温馨告知】

1. 一般情况下,人类不会被禽流感病毒感染。只有当禽流感病毒发生突变时,有些禽流感病毒亚型可以实现跨物种传播,可经由禽类及被禽类分泌物、排泄物污染的物体感染人。

2. 禽流感在人与人之间的传播十分罕见。一些人类甲型流感病毒最初也是起源于禽流感病毒,当它们获得人际传播能力,就成为一种新的流感病毒,而人类对此种新病毒普遍没有免疫力,就会造成大规模流行。

第三章
显微镜下与医生眼中的禽流感

第一节　禽流感病毒的形态

医学专家在电子显微镜下发现,禽流感病毒一般为球形,直径为 80 ~ 120 纳米,但也常有同样直径的丝状形态,长短不一。病毒表面有 10 ~ 12 纳米的密集钉状物或纤突覆盖,病毒囊膜内有螺旋形核衣壳。两种不同形状的表面钉状物是 HA(棒状三聚体)和 NA(蘑菇形四聚体)。

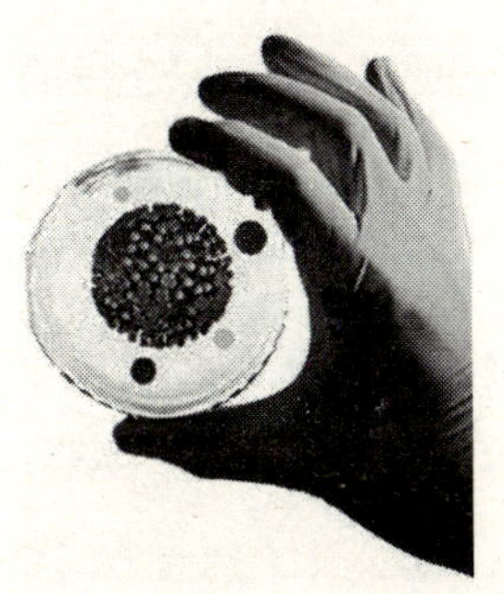

H7N9 禽流感球形病毒(来源:《人民日报》)

病毒基因组由 8 个负链的单链 RNA 片段组成。

禽流感病毒粒子大约由 0.8% ~1.1% 的 RNA,70% ~75% 的蛋白质,20% ~24% 的脂质和 5% ~8% 的碳水化合物组成。脂质位于病毒的膜内,大部分为磷脂,还有少量的胆固醇和糖脂。

第二节 禽流感病毒的生存特点

禽流感病毒是囊膜病毒,对乙醚、氯仿、丙酮等有机溶剂敏感,可在加热、极端的 pH、非等渗和干燥的条件下失活。对紫外线也较敏感,56℃加热 30 分钟、60℃加热 10 分钟、65℃ ~70℃加热几分钟、75℃加热 1 分钟即失去活性。福尔马林、β丙内酯、氧化剂、稀酸、乙醚、脱氧胆酸钠、羟胺、十二烷基硫酸钠和铵离子能迅速破坏其传染性。

这些特点说明,禽流感病毒对外界环境的抵抗力不强,对高温、紫外线、各种消毒药敏感,容易被杀死。病毒在 70℃经几分钟即能被灭活。一般消毒药能很快杀死病毒,但存在于有机物如粪便、鼻液、泪水、唾液、尸体中的病毒能存活很长时间。严重污染的粪便成了控制禽流感的主要问题,尤其是在凉爽和潮湿的条件下能存活很长时间,如粪便中和鼻腔分泌物中的病毒,其传染性在 4℃时可保持 30 ~35 天,20℃时为 7 天。病毒在污染的水源中,在低温条件下可长期存活,健康鸡一旦与病禽粪便污染的环境和水源接触,便可引起发病。

禽流感病毒致病力取决于病毒粒子的复制速度和血凝素蛋白裂解位点附近的氨基酸组成。病毒感染引发的疾病有时可能是不明显的或者是一过性的综合征，有时却严重到 100% 发病率和/或 100% 死亡率的疾病。临床表现的变化主要是由于感染不同亚型的缘故。目前国际上一般按欧共体规定的静脉内接种致病指数(IVPI)来判定毒力，当 IVPI > 1.2 时，则认为是高致病力毒株。

第三节 禽流感疫苗

禽流感病毒拥有 16 个 HA 亚型和 9 个 NA 亚型，可组合为 144 个不同亚型的病毒，但目前还无法确定哪个亚型的病毒具有大流行的潜能。因此，研制一种针对流感大流行的禽流感疫苗十分困难。一方面，对于新的流感病毒，一般需进行两次以上免疫才可能起到预防作用；另一方面，用于生产疫苗的鸡胚感染高致病性禽流感后，还未产生足够滴度的病毒便已死亡，因此获得足够剂量的高致病性禽流感疫苗困难重重。此外，目前全球每年可生产 3 亿单位的疫苗，仅能满足 4.5 亿人进行两次疫苗接种，而这一产能对于可能爆发的全球大流行的流感而言只是杯水车薪。尽管如此，世界各国科学家仍在不遗余力地进行高致病性禽流感疫苗的研制。

现阶段主要有以下几种禽流感疫苗：

1. 全病毒灭活疫苗

全病毒灭活疫苗一般是用甲醛或者 β－丙内酯灭活禽流感病毒鸡胚尿囊增殖液并辅以佐剂制成，有良好的免疫作用。

优点：灭活疫苗的制备工艺简单，免疫保护效果确实，且安全性好、免疫持续时间长且不会出现毒力返强和变异的优点，可防止同种亚型 AIV 的攻击，有效避免禽流感的大爆发或大流行。

缺点：免疫剂量较大，制备成本高，且不能诱导产生有效的黏膜免疫抗体和细胞免疫应答，因而无法有效地抑制呼吸道中 AIV 的复制。

2. 亚单位疫苗

传统亚单位疫苗是应用化学方法从病毒粒子中分离出保护性抗原而制成的疫苗。随着重组 DNA 及分子克隆技术的发展，可以将 HA 基连接到载体质粒上，然后导入表达系统中，经诱导可获得大量表达的免疫原性蛋白，提取所表达的特定多肽，加入佐剂即可制成基因工程亚单位疫苗。

3. 重组活载体疫苗

利用对禽类致病性很弱的病毒作载体构建表达 HA 的重组病毒，以重组病毒作为疫苗，可在动物体内复制，不断表达出 HA 蛋白。这类疫苗不仅诱导机体产生针对 HA1 和 HA2 的抗体，而且诱导 CTL 反应，从而诱导产生免疫保护力。前常用的病毒载体有痘病毒、腺病毒、疱疹病毒和逆转录病毒等。

4. 核酸疫苗

核酸疫苗又称为 DNA 疫苗，是利用重组 DNA 技术将保护性抗原蛋白的基因克隆到真核表达载体上，在被直接导入动物体内后，保护性抗原蛋白基因表达的抗原蛋白经过内源性呈递给免疫系统，诱导机体产生特异性的体液免疫和细胞免疫反应。

优点：能长时间表达抗原；具有与天然抗原相同的构象和免疫原性，可同时激发机体产生细胞免疫、体液免疫和黏膜免疫应答,而且不受母源抗体的干扰等。

缺点:核酸疫苗也存在一些安全方面的问题。质粒 DNA 低水平整合到宿主基因组的潜在危险性;核酸疫苗载体携带的抗生素基因可能导致的生物学后果等。目前,核酸疫苗尚有许多待改进的地方

由于禽流感病毒血清型众多、变异频繁,至今仍然没有一种疫苗能够保证禽类能抵抗多种亚型禽流感病毒的攻击。因此,利用新发展的分子生物学技术研制高效、安全、生产工艺简单、价格低廉、适用的禽流感疫苗非常迫切。

第四节 专家解说与有问必答

专家解说

【几个关键词】

1. 病毒

H7N9 是禽流感的一种亚型。流感病毒颗粒外膜由两型表面糖蛋白覆盖,一型为血细胞凝集素(即 H),一型为神经氨酸酶(即 N),H 又分 16 个亚型,N 分 9 个亚型。所有人类的流感病毒都可以引起禽类流感,但不是所有的禽流感病毒都可以引起人类流感,禽流感病毒中,H3、H5、H7、H9 可以传染给人,其中 H5 为高致病性。H3 为人犬共患,依据流感病毒特征可分为 HxNx 共 135 种亚型,H7N9 亚型禽流感病毒是其中的一种,以往仅在禽间发现,未发现过人感染的情况。这个病毒的生物学特点、致病力、传播力,还没有依据进行分析判断。

流感是由流感病毒引起的一种急性呼吸道传染病。流感

病毒可分为甲(A)、乙(B)、丙(C)三型。其中,甲型流感依据流感病毒特征可分为HxNx共144种亚型。N7N9亚型禽流感病毒是甲型流感中的一种。

2. 传染源

禽流感的传染源主要为感染禽流感或者携带禽流感病毒的家禽和野禽。家禽包括鸡、火鸡、珍珠鸡、石鸡、鹌鹑、雉、鹅、鸭等,其中最易感的是火鸡、鸡,其次为鸭、鹅。野禽包括鸭、鹅、矶鹬(yù)、三趾鹬、赤翻石鹬、燕鸥、天鹅、海鸠、海鹦等,另外从八哥、长尾小鹦鹉、鹦鹉、白鹦、编织鸟雀、鹰、笼养鸟(鸵鸟、棕鸟)等体内也分离出流感病毒。禽类的分泌物、排泄物、组织器官、禽蛋中均可带有病毒。其他动物也有可能成为传染源,禽流感病毒在哺乳动物如猪、马、海豹、水貂等体内发现并引起发病,在鲸体内也检测到这种病毒。研究发现,与猪有关的H1N1病毒引起了火鸡的呼吸道疾病爆发,从鸭体内分离的H1N1病毒也可以传播给猪。人禽流感患者是否为传染源有待于进一步确认。

2013年3月出现的H7N9禽流感传染源目前尚不明确,根据以往经验及病例流行病学调查,推测可能为携带H7N9禽流感病毒的禽类及其分泌物或排泄物。

3. 传播途径

a. 禽类—人类途径

b. 禽类—动物途径

c. 禽类—禽类途径

d. 人类—人类途径

经呼吸道传播,也可通过密切接触感染的禽类分泌物或排泄物等被感染，直接接触病毒也可被感染。现尚无人与人之间传播的确切证据。

4. 易感人群和高危人群

任何年龄人群均对高致病性禽流感普遍易感，且无性别差异。12 岁以下儿童发病率较高，且病情较重。分析历史上发生的禽流感病例的年龄，儿童居多，这可能是由于儿童接触鸡、鸟类及其排泄物机会多而引起的。与不明原因病死的家禽、感染或疑似感染禽流感家禽密切接触人员为高危人群。

现阶段主要是从事禽类养殖、销售、宰杀、加工业者，以及在发病前 1 周内接触过禽类者为易感和高危人群。

有问必答

1. 有无针对性药物、治疗方案或者疫苗？

依据国家卫生和计划生育委员会下发的方案，早期可以应用奥司他韦或扎那米韦进行抗病毒治疗。对于人感染 H7N9 禽流感，主要是对症治疗以及抗病毒治疗，目前尚未研制出疫苗。

2. 最有效灭杀禽流感的方法或药物是什么？

禽流感病毒在 22℃时或在水中存活时间较长，在 4℃时能保存数月，在中性和弱碱性环境中能保持致病性。它对紫外线非常敏感，照射 40 至 48 小时可灭活，日光直接照射下容易灭活。对热、酸和有机溶剂的抵抗力弱，常用消毒剂如甲醛溶液、稀酸、漂白粉、碘剂、脂溶剂等能迅速破坏其致病力。但疫区禽类必须按防疫法扑杀、深埋，不得食用。

第四章
怎么知道患了禽流感

第一节　禽流感的流行特点

高致病性禽流感一年四季均可发生,但以冬春季节多发。主要原因是:

1. 禽流感病毒对温度比较敏感,随着环境温度的升高,病毒存活时间缩短。另外,夏秋时节光照强度相对更高,阳光中的紫外线对病毒有很强的杀灭作用。

2. 夏秋时节房屋通风强度远远高于冬春季,良好的通风可以大大减少环境中病毒的数量。因此,病毒侵入机体内的机会和数量就明显减少,感染几率下降。同时,良好的通风也减少了不良气体对鸡呼吸道黏膜的刺激,对维持呼吸道黏膜的抵抗力具有重要意义。

各种品种和不同日龄的禽类均可感染高致病性禽流感,发病急、传播快,其致死率可达100%。

第二节　患了禽流感的主要表现

主要表现为发热，体温大多在39℃以上，持续1～7天，一般为3～4天，可伴有流涕、鼻塞、咳嗽、咽痛、头痛、全身不适，部分患者可有恶心、腹痛、腹泻、稀水样便等消化道症状。重症患者病情发展迅速，可出现肺炎，急性呼吸窘迫综合征，肺出血，胸腔积液，全血细胞减少，肾功能衰竭，败血症，休克及Reye综合征等多种并发症。

第三节　医生如何诊断患了禽流感

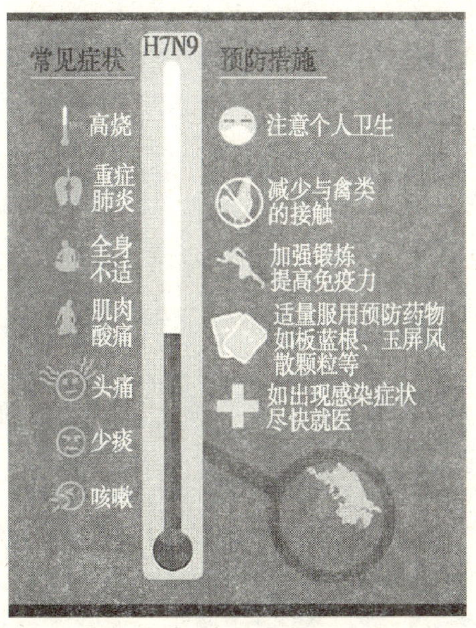

人患H7N9禽流感常见症状与预防措施（来源：《人民日报》）

1. 临床症状:有高热及一般流感的症状

2. 有无与禽类接触史:有与禽类的接触史

流行病学接触史包括:发病前1周内曾到过疫点,有感染禽流感病毒的可能;与被感染的家禽及其分泌物、排泄物等有密切接触史者;与禽流感患者有密切接触史者有患病的可能。

3. 实验室诊断

(1)实验室检查

①血常规

白细胞总数一般不高或降低。重症患者多有白细胞总数及淋巴细胞减少,并有血小板降低。

②血生化检查

多有肌酸激酶、乳酸脱氢酶、天门冬氨酸氨基转移酶、丙氨酸氨基转移酶升高,C反应蛋白升高,肌红蛋白可升高。

③病原学检测

a. 核酸检测。对患者呼吸道标本(如鼻咽分泌物、口腔含漱液、气管吸出物或呼吸道上皮细胞)采用real time PCR(或RT-PCR)检测到H7N9禽流感病毒核酸。

b. 病毒分离。从患者呼吸道标本中分离H7N9禽流感病毒。

(2)胸部影像学检查。发生肺炎的患者肺内出现片状影像。重症患者病变进展迅速,呈双肺多发磨玻璃影及肺实变影像,可合并少量胸腔积液。发生急性呼吸窘迫综合征(ARDS)时,病变分布广泛。

4. 血清抗体测定

于病程早期和康复期各采血一次做血凝抑制试验,抗体效价增高4倍以上为阳性。应用H5特异性单抗进行直接免疫荧光检测法测抗体,阴性结果可以排除H5N1禽流感病毒感染。

5. 诊断与鉴别诊断

(1)诊断。根据流行病学接触史、临床表现及实验室检查结果,可作出人感染H7N9禽流感的诊断。在流行病学史不详的情况下,根据临床表现、辅助检查和实验室检测结果,特别是从患者呼吸道分泌物标本中分离出H7N9禽流感病毒,或H7N9禽流感病毒核酸检测呈阳性,可以诊断。

①流行病学史。发病前1周内与禽类及其分泌物、排泄物等有接触史。

②诊断标准

a. 疑似病例:符合上述临床症状及血常规、生化及胸部影像学特征,甲型流感病毒通用引物阳性并排除了季节性流感,可以有流行病学接触史。

b. 确诊病例:符合疑似病例诊断标准,并且呼吸道分泌物标本中分离出H7N9禽流感病毒或H7N9禽流感病毒核酸检测呈阳性。

c. 重症病例:肺炎合并呼吸功能衰竭或其他器官功能衰竭者为重症病例。

(2)鉴别诊断。应注意与人感染高致病性H5N1禽流感、季节性流感(含甲型H1N1流感)、细菌性肺炎、传染性非典型肺炎(SARS)、新型冠状病毒性肺炎、腺病毒性肺炎、衣原体肺炎、支原体肺炎等疾病进行鉴别诊断。鉴别诊断主要依靠病原学检查。

6. 与普通流感的区别

(1)流感

流行性感冒,简称流感,是由流感病毒引起的急性呼吸道传染病。最常见的流感起病突然,畏寒、寒战,高热,体温可达39℃ ~40℃,伴头痛、全身肌肉关节酸痛、极度乏力、食欲减退等全身症状,常有咽喉痛、干咳,可有鼻塞、流涕等。如无并发症,多于发病 3 ~4 天后症状好转,但咳嗽、体力恢复常需 1 ~2 周。轻症者如普通感冒,症状轻,2 ~3 天可恢复。

(2)禽流感

禽流感主要是指禽中流行的由流感病毒引起的感染性疾病。禽流感病毒可分为高致病性禽流感病毒、低致病性禽流感病毒和无致病性禽流感病毒。高致病性禽流感病毒目前只发现 H5 和 H7 两种亚型。

由于种属屏障,禽流感病毒只在偶然的情况可以感染人,以往确认感染人的禽流感病毒有 H5N1、H9N2、H7N2、H7N3、H7N7、H5N2、H10N7,症状表现各不相同,可以表现为呼吸道症状、结膜炎,甚至死亡。人感染高致病性 H5N1 禽流感病毒后常表现为高热等呼吸道症状,往往很快发展成肺炎,甚至急性呼吸窘迫综合征和全身器官衰竭,甚至死亡。

第四节　禽流感的治疗

治疗包括对症治疗、抗病毒治疗和支持治疗及预防并发症等。

目前我国对禽流感可疑症状救治分为 3 大步:

第一步:仍在当前所在医院治疗。医院向区卫生部门报告,由区卫生部门组织专家及时会诊和指导救治,并做好进一步诊断和排查工作。区卫生部门与医疗机构协同监测病例标本,及时采集,并通过区疾控机构送市疾控中心检测。

第二步:检测确定为疑似病例或确诊病例,患者必须隔离。

第三步:市卫生局专家组会诊同意,患者转入片区定点医院进行积极救治。

人禽流感的预后与感染的病毒亚型有关,感染 H9N2、H7N7 者,大多预后良好;而感染 H7N9 者预后较差,影响预后的因素除与感染的病毒亚型有关外,还与患者年龄,是否有基础性疾病,治疗是否及时,以及是否发生并发症等有关。

第五节 专家解说与有问必答

专家解说之一

禽流感病毒因其会随外界环境刺激(药物刺激、射线刺激等)及简单的基因结构不断发生变异而能逃脱动物产生的特异性抵抗力。人们为了预防禽流感也研制出了各种疫苗。但机体在产生特异性抗体后,病毒因发生变异逃脱了机体的扑杀,这样原有的抗体即失去作用,病毒就可使动物重新发病。因此就目前的防疫技术和手段而言,禽流感病毒是消灭不了的。

如同人类流感一样,禽流感抗原表位所在的血凝素 HA 也在不断发生变异。同时,禽流感病毒拥有 16 个 HA 亚型和 9 个 NA 亚型,可组合为 144 个不同亚型的病毒,但目前还无法确定哪个亚型的病毒具有大流行的潜能。因此，研制一种针对流感大流行的禽流感疫苗十分困难。一方面，对于新的流感病毒，一般需进行两次以上免疫才可能起到预防作用；另一方面，用于生产疫苗的鸡胚感染高致病性禽流感后，还未产生足够滴度的病毒便已死亡，因此获得足够剂量的高致病性禽流感疫苗困难重重。此外，目前全球每年可生产 3 亿单位的疫苗，仅能满足 4.5 亿人进行两次疫苗接种，而这一产能对于可能爆发的全球大流行的流感而言只是杯水车薪。尽管如此，世界各国科学家仍在不遗余力地进行高致病性禽流感疫苗的研制。

所以，禽流感重在预防，不要等患病在身后再去治疗。而应该防患于未然。一旦出现发热、咳嗽等急性呼吸道感染症状，尤其是出现高热、呼吸困难者，应及时就医。

平时应保持勤洗手、咳嗽和打喷嚏时遮掩口鼻等个人卫生习惯，能够有效预防流感等呼吸道传染疾病。同时还应避免接触和食用病(死)禽、畜。

有问必答

1. 吃煮熟煮透的禽肉禽蛋、穿羽绒服、盖羽绒被是否会感染禽流感?

人类感染禽流感病毒的途径主要是通过接触病禽感染，禽肉蛋煮熟煮透后，病毒可被完全杀死。目前尚未发现因吃禽肉、鸡蛋受到感染的病例，人们大可不必“谈禽色变”。

目前，我国各地检疫部门已采取紧急防范措施，所以，正规市场上经过检疫的家禽可放心食用。关键是要煮熟煮透，特别是煎鸡蛋一定要煎透，避免蛋黄不熟。如果食用未经检疫或来自疫情爆发区的家禽，则不排除染病风险。

穿羽绒服、盖羽绒被以及接触相关制品，是肯定不会传染禽流感的。因为羽绒制品通常经过消毒、高温等多个物理、化学环节处理，病毒存活的可能性微乎其微。

2. 如果出现高热咳嗽的症状怎么办?

若出现发热、头痛、鼻塞、咳嗽、全身不适等呼吸道症状时，应戴上口罩，尽快到医院发热门诊就诊，并务必告诉医生自己发病前7天是否到过禽流感疫区，是否与病禽接触等情况，并在医生指导下治疗和使用药物。

专家解说之二

人们根据禽流感病毒毒力将其分为2型，高毒力性或称高致病性（可引起家禽疫）和无毒力性（仅引起轻症疾病或无症状感染）。高致病性禽流感只有H5和H7两种亚型。

病毒要具有侵染性，必须经过两个过程：①宿主蛋白酶将HA裂解为HA1和HA2；②裂解后的HA2暴露出疏水区并与宿主细胞膜脂双层相互结合。禽流感病毒HA裂解为HA1和HA2是其致病的重要因素，在病毒入侵细胞及决定病毒致病力方面起着关键作用。

当流感病毒与宿主细胞结合后，病毒吸附在细胞表面含唾液酸的糖蛋白受体上，然后通过受体介导的细胞内吞作用（当病毒与受体结合后，在细胞膜的特殊区域与病毒一起内陷形成膜性囊泡，此时病毒在胞浆中仍被胞膜覆盖），借助病毒的血凝素(HA)完成脂膜间的融合,囊泡内低 pH 环境使 HA 蛋白的三维结构发生变化,从而介导病毒囊膜与囊泡膜的融合,病毒核衣壳进入胞浆,并移向胞核。流感病毒利用独特的机理转录。启动转录时,病毒的核酸内切酶从宿主细胞的 mRNA 上切下 5′帽子结构,并以此作为病毒转录酶进行转录的引物。产生出 6 个单顺子的 mRNA,并转译成 HA、NA、NP 和三种聚合酶(PB1、PB2 和 PA)。NS 和 M 基因的 mRNA 进行拼接,每一个产生出两个 mRNA,依不同阅读框架进行转译,产生 NS1、NS2、M1 和 M2 蛋白。HA 和 NA 在粗面内质网内糖基化,在高尔基体内修饰,然后转运到表面,植入细胞膜中,HA 需要宿主细胞蛋白酶将其裂解成 HA1 和 HA2,但两者仍以二硫键相连,这种裂解可生成传染性病毒,并以出芽方式从质膜排出细胞。

禽流感病毒抗原性变异的频率很高,且主要以两种方式进行:抗原漂移和抗原转变。抗原漂移可引起 HA 和/或 NA 的次要抗原变化,而抗原转变可引起 HA 和/或 NA 的主要抗原变化。

抗原漂移:抗原性漂移是由编码 HA 和/或 NA 蛋白的基因发生点突变引起的,是在免疫群体中筛选变异体的反应,它可引起致病性更强病毒的出现。

抗原转变:抗原性转变是当细胞感染两种不同禽流感病毒时,病毒基因组的片段特性允许发生片段重组,从而引起突变。它有可能产生 256 种遗传学上不同的毒力各异的子代病毒。

【温馨告知】

确诊病例主要表现

典型的病毒性肺炎，起病急，病程早期均有发热(38℃以上)、咳嗽等呼吸道感染症状。起病5~7天出现呼吸困难等重症肺炎相关表现，并进行性加重，部分病例可迅速发展为急性呼吸窘迫综合征并死亡。

诊疗方案

中国国家卫生和计划生育委员会2013年4月3日印发人感染H7N9禽流感诊疗方案、防控方案及医院感染预防与控制技术指南。根据《人感染H7N9禽流感诊疗方案》(2013年第1版)，人感染H7N9禽流感传染源目前尚不明确，根据以往经验及本次病例流行病学调查，推测可能为携带H7N9禽流感病毒的禽类及其分泌物或排泄物。传播途径为经呼吸道传播，也可通过密切接触感染的禽类分泌物或排泄物等被感染，直接接触病毒也可被感染。现尚无人与人之间传播的确切证据。现阶段高危人群主要是从事禽类养殖、销售、宰杀、加工业者，以及在发病前1周内接触过禽类者。诊疗方案指出，人感染H7N9禽流感潜伏期一般为7天以内。患者一般表现为流感样症状，如发热、咳嗽、少痰，可伴有头痛、肌肉酸痛和全身不适。重症患者病情发展迅速，表现为重症肺炎，体温大多持续在39℃以上，出现呼吸困难，可伴有咯血痰；可快速进展出现急性呼吸窘迫综合征、纵膈气肿、脓毒症、休克、意识障碍及急性肾损伤等。

第五章　禽流感的预防

第一节　禽流感的传播途径

预防的关键是扑灭传染源，切断传播途径。

1. 禽类—人类途径

对人类而言，禽流感主要经呼吸道传播，通过密切接触感染的禽类及其分泌物、排泄物，受病毒污染的饲料、水、种蛋、鸡胚、垫草等感染。其中粪便含病毒量最大，是禽流感传播的主要媒介。禽流感病毒可在水禽（特别是野鸭）肠道细胞充分增殖而不表现任何临床症状，高度集中于粪便排泄于水系和其他区域，造成大范围的污染。水禽不仅是禽流感病毒的巨大贮存库，且其本身已成为对禽流感病毒高度易感的自然感染发病、死亡的禽类。

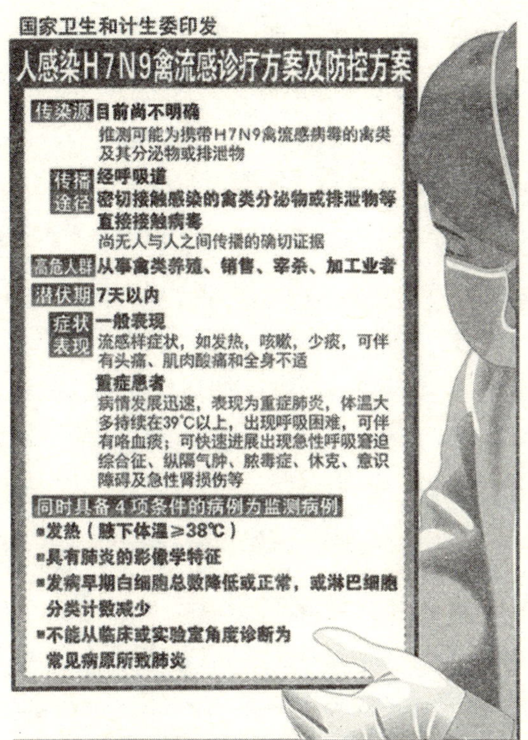

人患 H7N9 禽流感诊疗方案及预控方案（来源：新华社）

2. 禽类—动物途径

禽流感禽尸和病禽的分泌物、排泄物是主要的传染源，病禽通过分泌物和排泄物将病毒排出体外。动物通过消化道、呼吸道、皮肤损伤和眼结膜传染，其中以消化道和呼吸道为主。

3. 禽类—禽类途径

对于禽类而言，禽流感主要通过易感禽类直接接触感染禽类或间接接触病毒污染物（如被污染的饮水、饲料、蛋框、运输工具，污染的羽毛和粪便等）传播。远距离的传播主要是由野禽、候鸟造成。候鸟的迁徙行为已成为禽流感风险最大的传播途径。候鸟在每年春季和秋季群集往返飞行于越冬地与繁殖地之间，由于这种迁徙的活动范围具有全球性，从而为可能携带的各种禽流感病毒跨越国境传播创造了条件。研究表明，2005 年以来亚洲地区禽流感大面积、多国家同时爆发，与候鸟的迁徙散毒不无关系。已经证实，欧洲的禽流感主要是通过候鸟传播。2006 年初，希腊、意大利、罗马尼亚、俄罗斯、斯洛文尼亚、克罗地亚、匈牙利、斯洛伐克、德国、奥地利、保加利亚、波黑等多个国家在野外发现大量迁徙的天鹅发病死亡，并分离到禽流感病毒。

4. 人类—人类途径

目前尚缺乏确切证据表明禽流感可以在人与人之间传播。

H7N9 禽流感经呼吸道传播，也可通过密切接触感染的禽类分泌物或排泄物等被感染，直接接触病毒也可被感染。现尚无人与人之间传播的确切证据。

第二节　个体预防

1. 日常预防

（1）加强体育锻炼，以增强抵抗力。

（2）注意补充营养，保证充足的睡眠和休息，提高免疫力。

（3）尽可能减少与禽类不必要的接触，尤其是与病、死禽的接触。勤洗手，远离家禽的分泌物，接触过禽鸟或禽鸟粪便，要注意用消毒液和清水彻底清洁双手。

(4)应尽量在正规的销售禽类的场所购买经过检疫的禽类产品。

(5)养成良好的个人卫生习惯,待在室内时,加强室内空气流通,每天1～2次开窗换气半小时,尽量保持室内空气清新。

(6)吃禽肉要煮熟、煮透,食用鸡蛋时蛋壳应用流水清洗,应烹调加热充分,不吃生的或半生的鸡蛋。

(7)学校及幼儿园应采取措施,教导儿童不要喂饲野鸽或其他雀鸟;接触禽鸟或禽鸟粪便后,要立刻彻底清洗双手。外出在旅途中,尽量避免接触禽鸟,例如不要前往观鸟园、农场、街市或到公园活动;不要喂饲白鸽或野鸟等。

(8)不要轻视重感冒。禽流感的病症与其他流行性感冒病症相似,如发烧、头痛、咳嗽及喉咙痛等,在某些情况下,会引起并发症,导致患者死亡。因此,若出现发热、头痛、鼻塞、咳嗽、全身不适等呼吸道症状时,应戴上口罩,尽快到医院就诊,并务必告诉医生自己发病前是否到过禽流感疫区,是否与病禽类接触等情况,并在医生指导下治疗和用药。

(9)定期对所处环境消毒,杜绝空气或环境中的传染,消毒方法如下:①熏蒸法:取活消毒剂原液盛在塑料器皿中,放在房间或办公室中,每15平方米放置一处。有人停留或办公时保持空气流通即可。无人时封闭放置半个小时以上效果更好。②冲洗法:将活消毒剂稀释,可冲洗地板、宠物或禽畜的窝等,擦拭宠物或禽畜停留过的地方,或冲洗塑料餐具器皿。③喷雾法:将消毒剂稀释水,装塑料喷壶进行对需消毒的地方喷雾。

(10)咳嗽或者打喷嚏时应用纸巾遮住口鼻,不随地吐痰,保持个人良好的卫生习惯。

(11)禽类养殖、运输、贩卖、宰杀等职业暴露人员工作期间,进入工作场所要穿专用工作服、高筒胶靴、戴口罩和长袖橡胶手套等;离开工作场所,要将上述防护用品放在专门存放地点,换普通工作服,同时要注意进出工作场所各环节进行手的清洁与消毒。

不能吃病死禽类,不生吃禽产品
购买经过检疫合格的禽产品
熟
生
生熟食品严格分开
安全
卫生
健康
放心食用健康禽产品

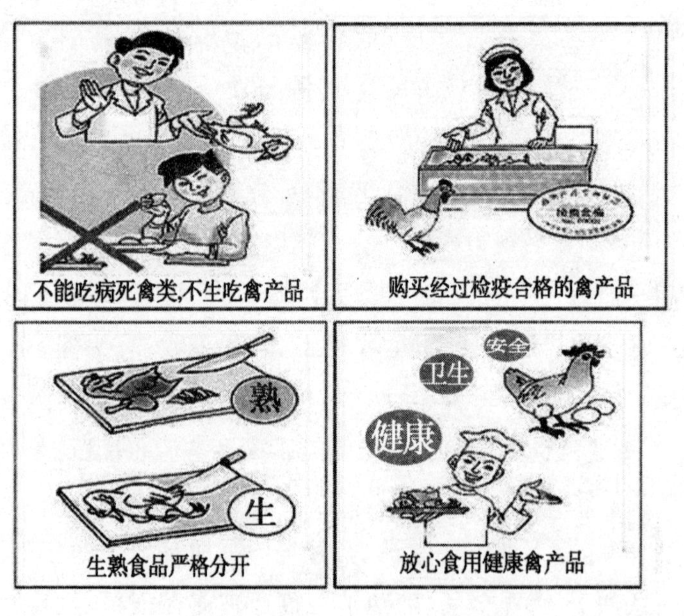

禽流感预防小知识(农业部提供)

2. 食物预防

食物仅仅能通过增加机体营养成分而提高成功预防疾病的概率,并不能确切针对某一种疾病进行有效预防,更不能代替治疗。以下食物都是医生或实验者的经验之谈,供参考择用。

(1)大蒜:大蒜有抗菌消炎的作用,可保护肝脏,调节血糖,保护心血管,抗高血脂和动脉硬化,抗血小板凝集。营养学专家发现,大蒜提取液有抗肿瘤的作用,建议每日生吃大蒜3~5克。

(2)芦荟:芦荟与金香、大蒜、洋葱、野百合一样属于百合科多年生草本植物,主要生长在干燥炎热的地区,具有极强的生命力,可清热排毒、缓泻、消炎抗菌,增强免疫力,还可护胃保肝和护肤美容。

(3)香菇:提高机体免疫功能,香菇多糖可提高腹腔巨噬细胞的吞噬功能,还可促进T淋巴细胞的产生,并提高T淋巴细胞的杀伤活性。

(4)番茄:含有丰富的维生素、矿物质、碳水化合物、有机酸及少量的蛋白质。有促进消化、利尿、抑制多种细菌的作用。同时研究得出,番茄内含有可产生维生素A的类胡萝卜素,主要是α-胡萝卜素和β-胡萝卜素。一段时间摄取番茄汁,体内番茄红素会明显增加,同时T淋巴细胞的免疫功能得到增强。

(5)新鲜萝卜:因其含有丰富的干扰素诱导剂而具有免疫作用。

(6)新鲜蜂王浆:含有王浆酸和抗菌活性物质,具有很强的杀菌、抑菌作用,能有效提高和增强人体免疫功能。

(7)金银花、连翘、板蓝根等煎服,预防传染。各大超市有售的1/2金银花植物饮料等纯植物熬煮的天然饮料。

【温馨告知】

1. 平时饮食要清淡：由冬季的膏粱厚味转变为应季时蔬的清温平淡。如：菠菜、蒜苗、香葱、小油菜等。

2. 饮食宜多甘少酸：春季宜吃甘味食物，以健脾胃之气，温补阳气；肝主升发，与春相应，酸入肝，少食酸性食物，既防阳气生发太过，又能养肝，提高抗病能力。

3. 好习惯预防

（1）保持手部清洁，并用正确方法洗手。

（2）避免手部接触眼睛、鼻及口。

（3）打喷嚏或咳嗽时应遮掩口鼻。

（4）不随地吐痰，如要吐痰应将分泌物包好，弃置于有盖的垃圾箱内。

（5）有呼吸道感染症状或发烧时，应戴上口罩，并尽早就医。

4. 推荐中药预防

（1）一般人群预防方剂

藿香 9g　贯众 10g　大青叶 15g　甘草 3g

用法用量：每日 1 剂，水煎服，分 2 次服用，连用 3 天。

（2）3～12 岁儿童预防方剂

芦根 10g　连翘 3g

用法用量：泡服，每日 1 剂，开水浸泡，小量频饮。

（3）成人预防方剂

白茅根 5g　藿香 3g　菊花 3g　北沙参 5g

用法用量：泡服，每日1剂，开水浸泡，小量频饮。（高龄体弱、慢性病气虚人群可加用玉屏风散）

（4）老年或体虚人群预防方剂

黄芪10g 防风10g 白术6g 贯众10g 大青叶15g 甘草3g

用法用量：每日1剂，水煎服，分2次服用，连用3天。

第三节 药物预防

目前治疗流感的药物研制进展较快，除了常用的金刚甲烷、金刚乙胺外，已经成功开发出神经氨酸酶抑制剂。禽流感病毒是甲型（A）流感病毒之一。理论上讲，用于治疗和预防人类甲型流感的药物对禽流感应该有效。目前在美国有四种药物——金刚甲烷、金刚乙胺、扎那米韦和奥司他韦已经批准用于临床治疗人类甲型流感，均是处方药，需要在医生的指导下服用5天。在病初2天内开始服用方可减少流感症状并缩短病程1～2天，也能减弱流感的传染性。金刚甲烷、金刚乙胺和奥司他韦3种药物已经批准可用于预防人类甲型流感，可用来降低患流感的机会。

2013年4月5日，中国国家食品药品监督管理总局批准了抗流感新药帕拉米韦氯化钠注射液，现有临床试验数据证明其对甲型和乙型流感有效。一些中药验方有一定的预防作用，可以煎水口服。

第四节 医院预防

1. 对疑似禽流感病例、临床诊断病例和确诊病例均应进行隔离治疗。治疗包括对症治疗、抗病毒治疗和支持治疗及预防并发症等。

2. 医院诊室要彻底消毒,防止病人排泄物及血液污染院内环境及医疗用品;医护人员应做好个人防护工作,接触禽流感患者应戴口罩、戴手套、穿隔离衣,接触后按照 7 步洗手法清洁手部并消毒。

3. 对采集到的检测标本和实验室毒株加强管理,进行禽流感病毒分离的实验室应达到 P3 级生物安全标准。严格执行操作规范,防止医院感染和实验室的感染及传播。

4. 确保有力的监督体系。在不同的分期,启动不同的监督体系。流行病爆发间期的监督体系将重点集中在:确定病例特征,制定取样原则,对于无法解释的死亡病例进行记录、监管;流行病爆发预警期:实施早期预警制度、对新到来的旅行者进行监控、对接触感染病毒禽类或动物的人群进行监控、对医护工作者进行监护;流行病爆发期需要特别关注:门诊量、疑似病例和确诊病例的死亡数量、重要职能部门的人力缺失情况、疫苗的效果和不良反应等。

第五节 社区预防

1. 社区公共卫生管理方面,社区行政人员和卫生人员在禽流感流行期间，开展好社区卫生环境清洁工作，加强对社区居民的管理和监测，发现异常情况，及时进行处理并向上级负责部门报告。

2. 各社区卫生服务中心和社区卫生服务站应积极配合国家防控禽流感的政策，及时积极主动地向社区居民宣传禽流感的相关知识，开展相关的健康知识讲座，对接触可能感染禽流感的鸟类和动物的人群进行常规疫苗接种，对可能被感染的人群进行早期观察和治疗，对有接触史的人群进行隔离观察。

3. 社区居民要积极配合社区卫生工作，保持个人良好的卫生习惯，团结协作，创建清洁卫生的社区环境，相互交流学习禽流感防治知识，在禽流感流行期间，尽量减少外出行动。

第六节 政府应采取的措施

1. 政府将禽流感纳入法定传染病中，实行网络直报制度，设立各个级别的哨点监测站，随时对禽流感疫情进行监测和报告。医疗卫生、疾病预防控制机构及个体诊所的医务人员均为禽流感疫情报告责任单位和责任疫情报告人。上述人员在执行职务期间发现禽流感病人或疑似病人，必须按规定时间向当地疾病预防控制机构报告疫情。借鉴防控传染性非典型肺炎工作经验，在二级以上医疗机构或具备一定检验、检测条件的医疗机构设立专科门诊，负责基层医疗机构不能正确排查的病人或疑似病人的诊断和排查工作。

2. 针对可能发生的突发疫情，政府部门要储备专项资金，并保证可以随时启动。确定一个明确的责任机构，负责决策和管理，保证政府对疫情危险度有正确的认识。

3. 突发疫情发生后，政府应制定相应的预案和方案开展防控工作，开展医务人员培训和预检分诊工作，对密切接触者进行医学观察或隔离治疗，对相关的疫点进行随时消毒和终末消毒，并储备必要的药品、器械，做好病例救治准备工作。各级卫生行政部门负责对本辖区内的防控工作进行督导和检查，发现问题及时处理。

4. 禽流感疫苗和抗病毒药物对于禽流感的防治具有非常重要的意义，政府卫生行政部门组织全国相关领域权威的专家，加强抗流感病毒药物和疫苗的研制和应用，同时做好疫苗和药品的储备工作，争取在最短的时间内，控制住禽流感的蔓延。疫苗的接种，要确定优先人群和供给数量，并确保供应。具体内容包括：首先将家禽饲养者、兽医、卫生工作者、重要职能部门的工作人员确立为疫苗优先接种人群；其次确定付费方式；最后注意大规模免疫接种常见的临床问题，比如：确定疫苗保存方式、分配方式和给药方法、冷藏运输以防疫苗失效、保管疫苗接种记录。

5. 政府卫生行政部门要通过网络、电视、报纸等多种渠道加强禽流感知识宣教，提高广大群众，特别是禽类养殖、运输、贩卖、宰杀等职业暴露人员对禽流感的认识，并增强其自身防护意识。

6. 积极开展舆情监测，针对公众和社会关注的热点问题以及对该疾病认识的进展，积极做好疫情防控知识宣传和风险沟通，指导公众建立正确的风险认识，促进公众形成正确的疾病预防行为。尤其要加强禽畜养殖场、散养户、屠宰场、批发及交易市场等的禽畜饲养、捕捉、屠宰、储藏、运输、交易，以及经营人员和宠物禽畜养殖人员的健康教育和风险沟通工作。

7. 通过有效的途径及时发布疫情信息并及时进行更新，消除群众的恐慌情绪。

8. 政府卫生行政部门加强对食品卫生监管，对公共场所的空气、水源等进行消毒，加强出入境人员、进出口禽类贸易的检疫，争取世界各国和国际组织的支持和配合，共同控制禽流感。

第七节 专家解说和有问必答

有问必答

1. 哪些人需要更加注意预防 H7N9 禽流感？

现阶段主要是从事禽类养殖、销售、宰杀、加工业者，以及在发病前 1 周内接触过禽类者，需要比普通人更加注意预防。

2. 禽流感和吃禽类的肉有没有直接关系？

动物身上的流感病毒之所以会传播到人身上，和这个流感病毒的结构有很大关系。通俗地说，人和动物身上都存在一种可以和流感病毒相结合的受体，不同的流感病毒需要不同的受体，流感病毒就像螺丝一样，人和动物身上的受体就像螺帽一样，需要配对成功才能发生感染。当一种流感病毒的受体在人和动物身上都有时，这种流感病毒就会在人和动物之间传播。反之,只能在人类间或者动物间传播。之所以被命名为禽流感或猪流感,只是因为它发生在禽或者猪身上,与吃禽类的肉没有直接关系。

专家解说

浙江省和上海市分别新增1例和4例人感染H7N9禽流感确诊病例,其中,浙江省感染的是湖州市吴兴区的一位农民,上海4名患者有2名抢救无效死亡,死者之一生前曾运送过鸡鸭等活禽,另有一例是幼托儿童,病情轻微,正在康复中。

经过多方努力,查找病毒来源的工作终于有了眉目,农业部通报国家禽流感参考实验室从上海市松江区沪淮农副产品批发市场的鸽子中检测出了H7N9禽流感病毒,毒株与H7N9禽流感病毒人体内分离出的毒株高度同源。

中国疾控中心卫生应急中心主任冯子健解释,从病例分布情况来看,是在华东地区存在病毒,但是具体是什么样的暴露引起的感染还在紧张调查和研究中。病毒的生物学上是禽源,从病毒序列和基因组来看是禽源。

从病例看,特点是男性多,特别是吸烟的男性多。截至4月8日,包括死亡的6例确诊病例,再把上海父子感染肺炎去世的患者也算进,死亡患者8人,7名是男性。

为什么男性患者死亡比较多?专家分析,病毒因为“嗜好”肺部细胞,通过分析患者的生活史,吸烟是个关键词,其中1例吸烟20年,1例达38年。吸烟的病人,肺功能不好的病人,可能容易感染病毒,受到“攻击”。

这次感染,有非常奇怪的现象,早期病人好像没什么感觉，但是到了7到11天病情突然加重，大部分病人出现呼吸衰竭的状况。因为主要的发病部位是肺部，导致肺部肺泡结合氧的能力差了，引起整个心肺能力衰竭，最终发展成多脏器功能的衰竭。

尽可能减少与
禽畜不必要的
接触，不购买
无检疫证明的
禽畜产品
出现发热、咳
嗽、咽痛、全身
不适等症状时，
应及时就医
蛋、禽、肉
类应烧熟煮
透后食用
6招
预防感染
H7N9
禽流感病毒
保持良好的
个人卫生习惯，
不喝生水
饭前、便后
及照顾家人中病人
时要勤洗手
禽流感病毒对
低温抵抗力较强，
65摄氏度加热30分钟
或煮沸2分钟以上可灭
活。常用含氯消毒剂
可破坏病毒传染性

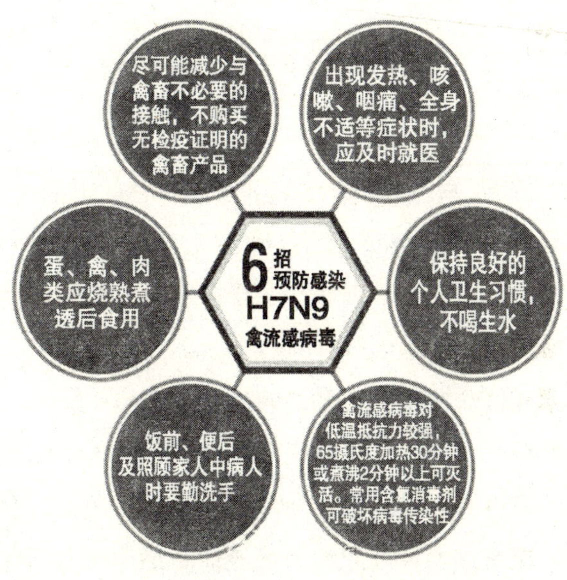

六招预防感染 H7N9 禽流感病毒（来源：新华社）

第六章 禽流感问答精选

1. 高致病性禽流感会经蛋传播吗?

高致病性禽流感在禽群之间主要依靠水平传播,如空气、粪便、饲料和饮水等;目前的证据表明高致病性禽流感不会经蛋传播。但也有实验表明,实验感染鸡的蛋中含有流感病毒,因此不能完全排除垂直传播的可能性。感染和发病鸡群的种蛋不能用做孵化。

2. 吃鸡、鸭、鹅肉会被传染吗?

禽肉煮熟煮透后,病毒传播的可能性较小。但如果病禽未经煮熟煮透食用,病毒很可能进入人体。病毒进入人体如果存活,会否通过消化道传入人体各组织中、病毒在人体是如何运作的,这些机理现在都还不清楚。

3. 能快速找到防治禽流感的有效药物吗?

目前,对病毒尤其是动物源传染病毒的研究较少,能有效控制病情的药物也少。目前禽流感病的治疗与普通流感治疗相同。

禽流感是一种由A型流感病毒引起禽类从呼吸系统到严重全身败血症等多种症状的传染病。这类流感病毒有大量天然宿主,野生禽类尤其是鸭、鹅等野生水禽长期携带这种流感病毒,导致禽流感在鸟类之间广为传播。带有病毒的野生禽鸟与家禽接触,病毒会通过粪便等渠道传染给家禽。因此,家禽直接或间接接触迁徙野水禽被认为是导致禽流感流行的常见原因。

4. 人类感染禽流感的几率有多大?

根据病例显示,感染禽流感病毒的大部分是老人和儿童,他们的免疫能力相对较弱,在与病毒反复接触的情况下,这类易感人群肌体容易受到病毒侵害而发病。感染者大部分都具有抵抗力弱的特点或与病禽反复接触过,所以人类感染禽流感病毒不是自然感染,是在一定条件下才会发生的。

虽然人体感染禽流感病毒需要一定条件,但必须承认,禽流感病毒在自然传播的过程中会侵袭人,由于病毒感染需要一定的受体,受体的不同形成了自然的“种间隔离”。正是由于“种间隔离”的存在,人体感染禽流感病毒的几率是很小的,虽然目前有几十个人感染的病例,但远远不能证明禽流感病毒已经突破了“种间隔离”。

5. 病毒短期会发生变异吗?

由于病毒与受体的不匹配,禽流感病毒的人体感染是一种“误行寄生”,目前这种病毒还不具备侵害人的细胞接受体的特性。但如果不加控制,任其与人的肌体相互适应,经过一段时间会促使禽流感病毒发生变异，甚至与人类流感病毒重组而产生新的病毒。这样产生的新病毒就会具备人体间相互感染的能力并且能够通过人体进一步传播。

尽管禽流感病毒产生变异、重组的可能性是存在的，但自然界中新物种的产生是一个漫长的过程，需要各种条件相适应，就目前情况，禽流感病毒发生这种变异重组的可能性是微乎其微的。

6. 如何有效控制禽流感？

在禽流感爆发后，快速果断地将病禽扑杀，同时进行消毒、隔离是控制禽流感蔓延的最有效方式。专家指出，防止禽流感蔓延措施必须坚决彻底，香港 1997 年发生禽流感后，三天之内宰杀 150 万只鸡，使禽流感得以控制。

为了不留隐患，除了扑杀感染禽流感的鸡之外，对农村小规模的养鸡场和家庭养的鸡也应给予充分注意。

7. 人类怎样防治禽流感？

首先是阻止禽流感在家禽中的进一步传播，这可减少人接触 H7N9 的机会。与病禽接触者必须采取保护措施预防感染，如穿隔离衣和服用抗病毒药等。只要人们尽量避免与病禽接触，感染禽流感的可能性是很小的，控制住禽流感在家禽中的蔓延才是防治禽流感的关键。

8. 注射了疫苗的家禽就安全了吗？

疫苗保护只能作为辅助的防治措施。任何疫苗的保护能力并不能达到对病毒百分之百的免疫，因此，疫苗保护并不完全可靠；同时，也不能保证疫苗百分之百的有效接种。在没有疫情的地区采取免疫注射的方式，可以防止禽流感的大规模流行，维持家禽养殖生产的进行。

9. 禽流感为何会频繁爆发？

1878年以来，禽流感的爆发频率呈几何级数增加，使人们不得不思考其中的原因。首先，随着社会和科技的进步，人们对于疾病的关注更胜从前，同时由于流通渠道的方便和快捷，信息共享的程度更高了，一些流行疾病由于人们的关注而显得发生得更加频繁。但是不可否认，人类的活动确实在不断改变着自然，改变着人类所有能够触及的生态环境，禽流感近年来的频繁爆发确实和人类对环境的改变有着一定的关系。

人类感染的许多疾病是由于人类入侵了这一疾病的自然疫源地，自然的隔离被打破，从而使人感染上自然疫源性疾病。这是人类为了自身的利益而改变环境要付出的代价，禽流感的频繁爆发，正是再次敲响了环境保护的警钟。

10. 禽流感传播途径有哪些？哪类人最易受禽流感侵害？

目前禽流感的传播途径主要有两个：呼吸道和消化道。养鸡场病禽粪便的扬尘、分泌物、唾沫的小颗粒，在空气中进入呼吸道，可能感染人类；接触病禽的粪便后，受污染的手又在饮食中入口，或者饮用被病禽粪便污染过的水，食用病禽下的蛋，都可能致人得病。

在禽流感疫情流行的今天，应特别注意保护儿童。12岁以下的儿童容易受到感染。还有从事禽类养殖、销售、宰杀、加工业者，以及发病前1周内接触过禽类者。

11. 如何避免感染禽流感？

生物学家认为，为安全起见，旅客不宜到爆发禽流感的地区,理由是目前仍未验出病毒源自何种病毒,也不知病毒的真正传播途径,以及会否由禽畜传给人类,或再由人传给人。如果无法避免要去禽流感地区,有几点要记住:

禽流感可能透过接触禽畜粪便传播,因此旅游人士应避免去疫区农场,接触禽畜后要洗手。

避免与活禽鸟接触,特别是儿童。接触活禽鸟或双手被分泌物弄污后(如打喷嚏后),应该用肥皂及清水彻底洗净。

12. 哪些消毒剂能有效杀灭禽流感病毒?

据全国防治高致病性禽流感指挥部办公室介绍,禽流感病毒在外界环境中存活能力较差,只要消毒措施得当,应用养禽过程中常用的醛类、含氯消毒剂、酚类、氧化剂、碱类等消毒剂,均可将环境中的病毒杀死。

第七章
养殖专业户应知道的禽流感知识

第一节　如何判别鸡患了禽流感

1. 急性型鸡群发病后即出现死亡，病鸡精神高度沉郁，采食量迅速下降或废绝，拉黄绿色稀粪，呼吸困难。鸡冠、眼睑、肉髯水肿，鸡冠和肉髯边缘现紫黑色坏死斑点，产蛋率越高产蛋下降越严重，鸡群产蛋率往往由 90% 以上迅速下降到 20% 以下，甚至停产；产蛋下降的同时，软皮蛋、薄壳蛋、畸形蛋迅速增多。有的毒株感染后，鸡群没有出现明显临床症状即可见大批死亡。死亡率高低不一，有的高达 90% 以上。

2. 以温和型鸡为例，观察鸡的以下活动情况。

(1)采食、精神及体表变化：发病鸡群采食量明显减少，饮水增多，饮水时不断从口角甩出黏液；精神沉郁，羽毛蓬乱，垂头缩颈。鼻分泌物增多，鼻窦肿胀；眼结膜充血，流泪；头部水肿，鸡冠和肉髯淤血，呈紫黑色，一侧或两侧肉髯增厚，变硬，触之热感增加;腿上无毛处有紫色出血斑。

(2)呼吸道及消化道症状:鸡群发病后的当天或第二天即表现出呼吸道症状。呼吸道症状的严重程度不一,有的表现为咳嗽、呼吸啰音;有的呼吸困难,张口伸颈,每次呼吸时均会发出尖叫声;有的呼吸道症状较轻,仅在夜间安静时才能听到。呼吸道症状越轻,发病率和死亡率越低,产蛋下降幅度越小。发病初期呼吸道症状较重,以后迅速减轻或消失。病鸡腹泻,拉水样稀便,常常有未消化完全的饲料,有的拉灰绿色或黄色稀粪。

(3)产蛋率下降,蛋壳质量变差:有的鸡群出现呼吸道症状的当天或第二天产蛋下降,有的鸡群先表现出产蛋下降后出现消化道症状和呼吸道症状。产蛋下降的幅度与感染毒株毒力、鸡群发病先后以及是否用过禽流感疫苗有关,有的鸡群发病后起 3 天之内产蛋率可从 90% 以上下降到 10% 以下,甚至绝产,一般下降 20% ~60% 。同一地区,先发病鸡群产蛋率下降幅度大,后发病鸡群产蛋率下降幅度小,用过禽流感疫苗的鸡群产蛋率不下降或仅下降 10% 以内。产蛋下降的同时,软皮蛋、褪色蛋、白壳蛋、沙皮蛋、畸形蛋明显增多。一般经 7 ~12天下降至最低,在最低点停留 7 ~ 12 天后开始缓慢回升,产蛋回升速度与感染毒株、饲养管理条件以及是否用药有关,下降速度缓慢者回升速度也缓慢;饲养管理条件好的,产蛋恢复快;用一些促进产蛋恢复药物者,产蛋恢复快。一般情况下,产蛋恢复需 10 ~60 天。产蛋恢复期间,畸形蛋和小型蛋明显增多,异常蛋蛋清稀薄。

(4)慢性和隐性型禽流感发生后,病情逐步蔓延,先发病的鸡已经恢复，起初未发病的鸡群才开始发病，病鸡仅表现为轻微的呼吸道症状，采食下降幅度在10%以内，消化道症状也不明显，产蛋率下降5%～10%，软皮蛋和畸形蛋较少，但褪色蛋和沙壳蛋相对较多。此症状与慢性呼吸道病相似，应特别注意。隐性禽流感在临床上无任何明显的症状，仅从血清可检出禽流感病毒抗体。

第二节　怎样处理病鸡

发生禽流感疫情后，应对禽类养殖场、市售禽类摊档以及禽类宰杀场进行彻底消毒，对死禽及禽类废弃物、被污染或者可能被污染的物品进行无害化处理，包括深埋、焚烧、焚化等方法。

深埋注意事项：深埋点应远离居民区、水源和交通要道，避开公众视野，并且标示清晰；坑的覆盖厚度应大于1.5米，坑底铺垫生石灰，覆盖土以后再撒一层生石灰，坑的位置和类型要有利于防洪；动物尸体置于坑中后，浇油焚烧，然后用土覆盖，与周围持平，填土不要太实，以免尸腐烂产气造成气泡冒出和液体渗出；饲料、污染物等置于坑中，喷洒消毒剂后掩埋。

焚烧、焚化注意事项：疫区附近有大型焚尸炉，可采用焚化的方法；处理的尸体和污染物量小的，可以挖1.5米深的坑，浇油焚烧。

第三节 禽类动物预防禽流感知识

1. 养禽场应建在远离河道、湖泊的地方，养禽场周围不得饲养其他畜禽，采取封闭式饲养，避免所养家禽与其他畜禽和野生鸟类接触。尤其应避免与水禽如鸭、鹅、野鸭等接触，同时应严防野鸟出入。

2. 对禽类养殖动物进行免疫预防接种，提高禽类动物免疫力；对禽类养殖场所及周围环境、物品定期进行消毒，杀灭各类致病性微生物、有害昆虫及鼠类，防止禽类动物被感染；保持禽类养殖场所的通风，必要时安装大功率通风设施；对禽类粪便进行无害化处理，防止动物粪便污染水源、环境和人群等。

3. 做好禽类饲养管理，提高禽只的抵抗力，尽量减少应激因素的发生，注意秋冬、冬春之交季节的变化，做好保暖防寒工作；及时清理粪便，还可定期在鸡舍使用中药苍术、丁香酚、艾叶、茵陈、青蒿、红花等，熏蒸鸡舍，减少不良气体的刺激，从而达到减少呼吸道病和肠道病的发病率。

4. 加强禽类疾病的监测，一旦发现禽流感疫情，应立即上报动物防疫部门，立即封锁疫区，并将高致病性禽流感疫点周围半径 3 公里范围划为疫区，捕杀疫区内的全部家禽；对疫区 5 公里范围内的所有易感禽类进行强制性疫苗紧急免疫接种，是目前最有效的控制措施。同时，加强对密切接触禽类人员的监测，一旦这些人员中出现流感样症状，立即进行流行病学调查，并采集相应的标本送实验室检测，进一步明确病源，同时采取相应的防治措施。

5. 要对高致病性禽流感病禽禽舍的污染物及其环境进行消毒。流感病毒可以随感染发病禽的粪便和鼻腔分泌物排出而污染禽舍、笼具、垫料等。流感病毒对消毒剂及热比较敏感。对污染的禽舍进行消毒时，必须先用去污剂清洗以除去污物，再用次氯酸钠溶液消毒，最后用福尔马林和高锰酸钾熏蒸消毒。铁制笼具也可采用火焰消毒。由于粪便中含病毒量很高，因此，在处理时要特别注意。粪便和垫料应通过掩埋和生物发酵方法来进行处理，对处理粪便和垫料所使用的工具要用火碱水或其他消毒剂浸泡消毒。

禽流感病毒在外界环境中存活能力较差，只要消毒措施得当，养禽生产实践中常用的消毒剂，如醛类、含氯消毒剂、酚类、氧化剂、碱类等均能杀死环境中的病毒。场舍环境采用下列消毒剂消毒效果比较好：

(1)醛类消毒剂有甲醛、聚甲醛等，其中以甲醛的熏蒸消毒最为常用。密闭的圈舍可按每立方米 7～21 克高锰酸钾加入 14～42 毫升福尔马林进行熏蒸消毒。熏蒸消毒时，室温一般不应低于 15℃，相对湿度应为 60%～80%，可先在容器中加入高锰酸钾后再加入福尔马林溶液，密闭门窗 7 小时以上便可达到消毒目的，然后敞开门窗通风换气，消除残余的气味。

(2)含氯消毒剂消毒效果取决于有效氯的含量，含量越高，消毒能力越强，包括无机含氯消毒剂和有机含氯消毒剂。可用 5% 漂白粉溶液喷洒于动物圈舍、笼架、饲槽及车辆等进行消毒。次氯酸杀毒迅速且无残留物和气味，因此常用于食品厂、肉联厂设备和工作台面等物品的消毒。

(3)碱类制剂主要有氢氧化钠等,消毒用的氢氧化钠制剂大部分是含有94%氢氧化钠的粗制碱液,使用时常加热配成1%~2%的水溶液,用于消毒被病毒污染的鸡舍地面、墙壁、运动场和污物等,也用于屠宰场、食品厂等地面以及运输车船等物品的消毒。喷洒6~12小时后用清水冲洗干净。

第四节 农家养殖与禽流感关系知识问答

有问必答

1.鸡、鸭、鹅与猪混养,会不会导致高致病性禽流感的发生?

家禽不应与猪一起混养,因为家禽的流感病毒可以传染给猪,而人的流感病毒也能传染给猪。由于流感病毒具有8个不同的核酸片段,当这两种不同的病毒粒子共同感染一个细胞时,其核酸片段存在重新组合与排列而产生新型流感病毒粒子的可能性,如果这种新型流感病毒粒子对人类造成感染,将会造成严重的公共卫生问题。

另外,鸡也不宜与鸭、鹅等水禽混养,因为水禽中各种亚型的流感病毒的携带率很高,有的不表现任何临床症状,其粪便中的病毒感染鸡后,可造成禽流感的发生与流行,从而导致严重的经济损失。

2.加强禽的饲养管理对预防禽流感有用吗?

加强饲养管理是预防所有动物传染病的前提条件,只有在良好的饲养管理下才能保证家禽处于最佳的生长状态并具备良好的抗病能力。从禽流感预防角度来说，必须将饲养管理和疾病预防作为一个整体加以考虑，通过采取严格的管理措施，如养殖场舍的隔离、环境消毒、控制人员和物品的流动等，防止禽群受到其他疾病的危害。

3. 如何预防高致病性禽流感?

对禽流感的预防必须采取综合性预防措施。养殖场应远离居民区、集贸市场、交通要道以及其他动物生产场所和相关设施等；不从疫区引进种蛋和种禽；对过往车辆以及场区周围的环境，孵化厅，孵化器，鸡舍笼具，工作人员的衣帽和鞋等进行严格的消毒；采取全进全出的饲养模式，杜绝鸟类与家禽的接触；在养殖场中应专门设置供给工作人员出入的通道，对工作人员及其常规防护物品应进行可靠的清洗及消毒；严禁一切外来人员进入或参观动物养殖场区。在受高致病性禽流感威胁的地区应在当地兽医卫生管理部门的指导下进行疫苗的免疫接种，定期进行血清学监测以保证疫苗的免疫预防效果确实可靠。

4. 孵化厂和育雏室如何预防高致病性禽流感?

首先，应做好孵化厂的设计。应该做到从进蛋室开始，鸡蛋装盘、孵化、出雏、等候室和 1 日龄雏装运室到运输车载运区应是单行交通路线。每个孵化室必须有利于彻底清洗和消毒，通风系统应能够防止被污染的空气和尘埃重新循环。

第二，做好种蛋的收捡和及时消毒工作。种鸡产蛋后要定时收集，并及时清除表面的污物，淘汰污染严重和有裂纹的蛋。

第三，入孵前做好孵化器、孵化用蛋盘、种蛋和出雏器的清洗消毒工作。

第四,对运雏车辆和设备要进行彻底消毒,防止交叉感染。

第五,在当地兽医卫生管理部门的指导下,对种鸡进行免疫接种,同时对雏鸡也进行疫苗的免疫接种。

5. 家禽的饲养方式和高致病性禽流感有没有关系?

饲养方式与禽流感的发生和控制关系密切,良好的饲养管理条件是预防禽流感的关键。

要避免鸡和水禽混养,因为水禽是禽流感病毒的重要储存宿主之一,可以携带病毒而不一定发病,但可以通过粪便排出病毒,污染水源或环境。这些病毒可能感染同时饲养的鸡和其他家禽而导致其发病。

放牧或放养的家禽因为比较容易接触其他禽类、候鸟或者被这些野生动物污染过的环境、饲料和饮水,感染禽流感的几率大大增加。

集约化饲养的家禽由于环境隔离条件较好、人员和物流控制严格,加上良好的兽医卫生防疫措施,因此感染禽流感的机会少,一旦发生也能够迅速采取控制措施。

6. 高致病性禽流感推荐免疫方案是什么?

一旦疫情发生,必须对疫区周围 5 公里范围内的所有易感禽类实施疫苗紧急免疫接种,同时,在疫区周围应建立免疫隔离带。疫苗接种只用于尚未感染高致病性禽流感病毒的健康鸡群,种鸡群和商品蛋鸡群一般应进行 2 次以上免疫接种。免疫接种疫苗时,必须在兽医人员的指导下进行。

7. 高致病性禽流感病禽能够自愈吗?

不能。被高致病性禽流感病毒感染时,发病率和死亡率可达100%。

8. 为什么要将高致病性禽流感疫点周围半径3公里范围内所有家禽扑杀?

我国将高致病性禽流感疫点周围半径3公里范围划为疫区,因为疫点周围半径3公里范围内的禽是最易受到感染的,为了保证高致病性禽流感疫情能够得到完全彻底扑灭,将疫点及其周围3公里的家禽全部扑杀是完全必要的。这将有利于控制病禽及其粪便、污水等污染源造成的病原传播。这是控制烈性传染病的最有效的做法,也是国际通行做法。

9. 为什么要将扑杀的家禽进行无害化处理?

因为被扑杀的家禽体内可能含有高致病性禽流感病毒,如果不将这些病原根除,让病禽扩散流入市场,势必造成高致病性禽流感病毒的传播扩散,同时可能危害消费者的健康。为了保证消费者的身体健康和使疫病得到有效控制,必须对扑杀的家禽做焚烧深埋后的无害化处理。

10. 为什么要对高致病性禽流感疫区进行封锁?

尽快对高致病性禽流感疫区进行隔离封锁,以限制禽类、人员和运输车辆等的流动,从而阻止高致病性流感病毒从疫区向非疫区传播,防止疫情的进一步扩大,减少因高致病性禽流感所带来的重大经济损失和国际影响。

11. 发生高致病性禽流感时,为什么要追踪疫源?

因为及时彻底地消灭疫源是控制高致病性禽流感的关

键。发生高致病性禽流感应及时上报疫情,尽快找到疫源点,在较短时间内对疫点进行封锁,对家禽进行扑杀,可有效防止禽流感疫情的扩散和蔓延。

12. 解除封锁的时间是如何规定的?

禽流感的最长潜伏期为21天,在潜伏期内的任何时间,都有可能出现新的禽流感病毒感染病例。只有在一个潜伏期以上的时期内没有新的感染个例,才能证明没有禽流感病毒存在。因此,发生高致病性禽流感疫情的疫区的封锁在扑杀了最后一只家禽后经过至少一个潜伏期以上的时间才能解除。

13. 扑灭一次爆发疫情的标准是什么?

扑灭一次爆发疫情的标准是:对爆发疫情的地区的最后病例采取扑杀措施和彻底消毒后,至少21天无新的禽流感病例出现,表明该地区的爆发疫情已被扑灭。

14. 为什么要对候鸟进行疫情监测?

禽流感病毒能感染许多种野生鸟类,特别是迁徙的水禽。已有证据表明,候鸟往往是禽流感病原传播的真正来源。因此,加强对候鸟的疫情监测,对寻找禽流感疫源是非常有用的。

15. 农民自家小规模饲养的鸡、鸭如何预防禽流感?

应注意禽舍的清洁卫生,定期对禽舍进行消毒,自觉接受动物防疫监督机构的监测。在禽流感受威胁区内,应给鸡、鸭注射有效的疫苗。一旦发现疑似高致病性禽流感疫情,应立即向当地动物防疫监督机构报告,并对疫点采取封锁隔离措施，防止疫情扩散。

16. 无高致病性禽流感的地区，养殖户应该如何做好预防工作？

养殖户应该严格执行兽医卫生防疫的有关法律法规，不从疫区引进种蛋和种禽，对过往车辆以及场区周围的环境，孵化厅、孵化器，鸡舍笼具，工作人员的衣帽和鞋等进行严格的消毒。净化水源采取全进全出的饲养模式，杜绝鸟类与家禽的接触。对鸡群及时进行疫苗的接种及抗体的检测，从而防止禽流感的发生。

17. 如何处理被禽流感病毒污染的废弃物？

对被禽流感病毒污染的废弃物，要按规定做无害化处理。能焚烧的地方，必须采取焚烧的方式处理；不能焚烧的，则采取深埋的方式处理。同时对所处环境做彻底消毒。

18. 目前，高致病性禽流感的研究成果有哪些？

从20世纪90年代中期起，我国在禽流感的流行病学、诊断、免疫防治及基础研究等方面做了大量的工作并取得了多项研究结果。禽流感诊断技术方面，已建立：①琼脂扩散（AGP）诊断技术。②禽流感病毒亚型分型技术。③禽流感病毒分子诊断与检测技术。禽流感疫苗研制方面：已研制出了可用于H5亚型高致病性禽流感紧急免疫预防接种的H5亚型禽流感灭活疫苗。H5N1亚型禽流感重组鸡痘病毒活载体疫苗，也已进入环境释放阶段的安全性评价。N7N9禽流感预防性疫苗正在研制中。

19. 病原的确认工作大概需要多长时间？做什么实验？

高致病性禽流感必须通过病毒的分离、鉴定来确诊。病毒的分离及亚型鉴定一般至少需要3~5天。病毒的致病性必须通过人工静脉接种无特定病原鸡(SPF鸡)来最后确定。

20. 农业部印发的《高致病性禽流感防治技术规范》规定的诊断高致病性禽流感的标准是什么?

根据农业部《关于印发〈高致病性禽流感防治技术规范〉等7个重大动物疫病防治技术规范的通知》(农办牧[2002]74号)规定,有下列情况的,可确认为发生高致病性禽流感:①有典型的临床症状和病理变化,发病急、死亡率高,且能排除新城疫和中毒性疾病,血清学检测阳性。②未经免疫鸡场的家禽出现H5、H7亚型禽流感血清学阳性。③在禽群中分离到H5、H7亚型禽流感毒株或其他亚型禽流感毒株。

21. 根据毒力高低,禽流感分为几类,如何鉴定?

流感病毒根据致病性大小分为高致病性禽流感病毒(HP禽流感病毒)、低致病性禽流感病毒(LP禽流感病毒)与无致病性禽流感病毒(NP禽流感病毒)。鉴于HP禽流感病毒的重要性,特将有关鉴定标准和程序介绍如下:

世界动物卫生组织对高致病性禽流感病毒的分类标准是:

(1)用0.2毫升1:10稀释的无菌感染流感病毒的尿囊液,经静脉注射接种8只4~8周龄的易感鸡,在接种后10天内,能导致6~7只或8只鸡死亡,这些流感病毒应属于高致病性。

(2)分离物能使1~5只鸡致死,但病毒不是H5或H7亚型,则应进行下列实验:将病毒接种于细胞培养物上,观察其在胰蛋白酶缺乏时是否引起细胞病变或形成蚀斑。如果病毒不能在细胞上生长,则分离物应被考虑为非高致病性禽流感病毒。

(3)对低致病性的所有H5和H7毒株和其他病毒,在缺乏胰蛋白酶的细胞上能够生长时,则应进行与血凝素有关肽链的氨基酸序列分析,如果分析结果同其他高致病性禽流感病毒相似,这种被检验的分离物应被考虑为高致病性禽流感病毒。

22.发生禽流感后如何采集分离病原的样品?

诊断很大程度上依赖于样品的质量、样品在进行实验室处理前的储存和运输过程的情况。用于细胞培养、鸡胚接种、直接检测病毒抗原或核酸的呼吸道病毒的样品,应在流感症状出现的开始3天进行采集。禽流感主要由呼吸道和消化道感染。因此,哺乳动物及禽类上呼吸道采集的样品适合用于流感病毒的鉴定和诊断。上呼吸道拭子分为三种:鼻棉拭子、喉棉拭子和气管棉拭子。已屠宰或已死亡的哺乳动物应在下呼吸道采集样品,样品分为气管棉拭子、支气管棉拭子、肺组织等三种。禽类样品采集的部位应集中在呼吸道和大部分的消化道,采集的病毒样品种类包括泄殖腔棉拭子和粪便,其中泄殖腔棉拭子可从活体鸡或剖杀的鸡群中采集,从鸡舍或环境中采集粪便样品是常用的采样方法,但其具有不能确定样品的准确来源的缺点,如果怀疑死禽体内含有高致病力的禽流感病毒,还应采集有代表性的内脏器官如脑、脾脏、心脏、肺脏、胰腺、肝脏和肾脏以及呼吸道、消化道等部位的标本。

如果想通过对感染细胞进行免疫荧光染色的方法直接检测病毒,那么采集的病料应放在冰浴中,在1~2小时内进行样品处理。用于分离病毒的样品,采完样后应立即将病料放在冰箱中冰冻，并尽可能早地接种于敏感细胞或鸡胚。如果样品不能在48～72小时内处理，应冷冻在－70℃或以下。如果装样品的试管没有被密封，或者装样品的塑料袋封闭不严，则样品不能放在干冰中运输或储存。因为一旦干冰接触到病料样品，就能很快地灭活其中可能存在的流感病毒。

采集的样品应放在适宜的运输缓冲液中才能确保病毒的分离。目前已有一些适用于不同病毒样品的运输缓冲液，例如Hank's平衡盐溶液、细胞培养液、磷酸盐缓冲液、胰蛋白胨－磷酸肉汤、犊牛肉汤和蔗糖磷酸缓冲液等，在这些运输缓冲液中应添加0.5%～1%蛋白质，例如牛血清白蛋白、明胶，还应添加抗生素以防止细菌的生长。

23. 如何采集和运送病理样品？

病理样品一般应在感染初期或发病急性期从死禽或活禽采取。死禽采集气管、肺脏、肝脏、肾脏、脾脏、泄殖腔等组织样品。活禽用大小不等的灭菌棉拭子涂擦喉头、气管或泄殖腔，带有分泌物的棉拭子放入每毫升含有1 000国际单位青霉素、2 000微克链霉素、pH7.2～7.6的肉汤中，无肉汤时可用Hank's平衡盐溶液或25%～50%的甘油盐水。粪便和泄殖腔棉拭子所用抗生素浓度应提高。

样品的运送和保存：采集的样品若在48小时内进行检查，可放入4℃保存，否则应放于低温条件下保存（－70℃贮存最好）。

24. 高致病性禽流感诊断方法和程序是什么？

（1）禽流感病毒的宿主广泛，鸡、火鸡、鸭、鹅、鹌鹑和雉鸡等家禽及野鸟、水禽、海鸟等均可感染。其中以鸡和火鸡感染禽流感病毒后的危害最为严重，而在鸭中分离到的病毒比其他禽类多。各种日龄的禽均可感染。

禽流感病毒主要通过患禽间（包括与患禽接触的器具）的直接接触和间接接触传染。此外，带毒的飞鸟或水禽常常成为传染源，引起家禽大批地发病和死亡。

（2）临床症状：禽流感的潜伏期从几小时到 3 天不等，潜伏期的长短依赖于感染病毒的毒力和剂量、感染途径、被感染禽的种别和禽体的状态。急性感染的禽流感无特定临床症状，在短时间内可见食欲废绝，体温骤升，呼吸道症状，下痢，后期出现神经症状。伴随大量死亡。

（3）病理变化：禽流感的病理变化因感染毒株毒力的强弱、病程长短和禽种的不同而变化不一。主要表现为头肿，肉髯、冠出血，小腿和趾部皮下出血、水肿，腺胃乳头出血及输卵管炎等。

（4）病原学诊断——病毒分离需由国家规定实验室完成。

（5）血清学诊断：目前用于禽流感检测的方法有禽流感病毒分离技术、琼脂扩散（AGP）试验、血凝抑制（HI）试验、神经氨酸酶抑制（NI）试验、酶联免疫吸附试验（ELISA）、病毒中和试验（SN）、反转录聚合酶链式反应（RT－PCR）、免疫荧光技术（IF）及核酸探针技术。

禽流感病毒血凝素分型抗原和标准分型血清均由中国农业科学院哈尔滨兽医研究所提供，按说明书操作。

总之，对禽流感的诊断，实验室病毒的分离、鉴定，以及致病性试验都耗时较长，花费也较高，只有极少数的实验室能进行此项检查，在收到检查样品后不能在较短时间（48 小时）内做出确诊,确诊滞后于现场采取措施的要求。禽流感这类疫病的确诊越快、越早,损失就越小。当疑有禽流感发生时,应及时上报疫情,以求得有关专家的及时诊断是十分重要的。

25. 如何对禽流感做出鉴别诊断?

由于禽流感感染引起的流行特点、症状及病理变化与某些禽的传染病相似,必须及时做出鉴别诊断,如鸡新城疫、传染性支气管炎、传染性喉气管炎、传染性鼻炎、支原体病、衣原体病、产蛋下降综合征等;特别是某些疾病的混合感染或继发感染,使病情更为复杂,给诊断带来困难或容易发生误诊。因此,类症鉴别诊断十分重要。

首先是与新城疫的鉴别诊断。禽流感与鸡新城疫的流行特点、症状、病变很相似,一般来说,高致病性禽流感的潜伏期和病程比国内目前发生的新城疫为短,新城疫病鸡的呼吸困难,嗉囊和口中的积液,呼吸困难时的咕咕叫声,典型的神经症状等各种表现、常规的典型病变,都较禽流感明显和具有特征性,加之,现场新城疫的紧急免疫效果等,都与禽流感不同。但有的也无明显的不同,两病的准确鉴别诊断,只能依靠实验室的诊断,最简便、实用的方法是病毒分离和血凝抑制试验(HI)。新城疫抗血清抑制不了禽流感病毒的血凝作用,反之亦然。

禽流感与其他几种疫病的鉴别,根据流行特点、症状、病理剖检和实验室检查(病原学、血清学)等综合分析,是可以区别开的。同样,继发或并发细菌病或病毒病时,通过病原分离和某些检测方法便可确定。

26. 如何以科学的态度应对高致病性禽流感?

人们对禽流感的研究历史悠久,第一次禽流感发现于1878年。全世界已经历了十余次大流行,近年来在亚洲地区发生的频率较高。此次发生的H7N9高致病性禽流感并非是由一种新病毒引起的传染病,近年来H5N1和H7N7高致病性禽流感在其他国家及地区曾有发生的报道。经过多年的科学研究,已经有了控制禽流感的有效方法。流行病学调查证明,禽流感为水平传播,切断它的传播途径,就可控制该病的流行蔓延。该病毒对高温比较敏感,60℃ ~70℃用2分钟到10分钟就可将其灭活,所以经过煮熟的禽肉、蛋及其禽类制品可放心食用。不必造成恐慌。

27. 高致病性禽流感对普通市民有危害吗?

一般情况下,普通市民接触不到高致病性禽流感病禽,因为市场上销售的禽类和禽类制品经过兽医卫生部门严格的检验和检疫,病禽和不合格禽类制品不会进入市场流通。所以说,高致病性禽流感不能直接对普通市民构成威胁。另一方面,禽类和禽类制品都是经过水煮或烧烤等处理加工后供大家食用。在这样的加工处理过程中,病毒被完全破坏和灭活,不再具有感染性。

28. 如与高致病性禽流感病禽有过接触应该怎么办?

首先不要恐慌,因为毕竟家禽将病传染给人的几率很低,在我国疫情发生地,卫生部门已经对与病禽密切接触的人员进行了医学检查和观察,尚未发现人员感染。但若与高致病性禽流感病禽有过接触,一旦出现感冒样症状,应当马上去医院就诊，积极配合医生进行诊断与治疗。

29. 发生高致病性禽流感的地区，农户应该如何配合政府做好工作？

高致病性禽流感被世界动物卫生组织(OIE)定为A类传染病，我国规定为一类动物传染病。一旦发生疑似高致病性禽流感，根据我国的动物防疫的有关法规对疑似病禽实行隔离、封锁，并进一步确诊。当确认为高致病性禽流感后，要立即封锁疫区，对病禽进行扑杀，环境进行彻底消毒，目的在于防止疫情进一步扩散。在政府采取措施的同时，农户应该积极地配合，虽然会给农户造成一定的损失，但应以大局为重，防止疫情的蔓延与扩散。同时，各级人民政府一定要把政府发放的补偿资金落实到每个农户手中。

30. 农业部公布的预防和扑灭高致病性禽流感的措施是什么？

在国家制定的“重大动物疫情应急条例”和“高致病性禽流感应急预案”中，对高致病性禽流感的预防、控制、扑灭等都制定了严格的措施和程序。包括：疫情报告、疫情诊断、疫点疫区的隔离封锁、扑杀、消毒、紧急免疫接种、紧急应急体系、经费的来源和保证等。一旦发生疫情，国家会启动紧急应急系统，疫情将很快得到控制和消灭。

31. 发生疑似高致病性禽流感疫情后养殖户可以自行处理吗？

不可以。国家已有明确规定，对疫点所有禽及禽类产品必须在动物防疫监督机构的监督下进行扑杀和无害化处理。所有可能受到污染的物品也必须进行消毒和无害化处理。另外，疫区的封锁、环境消毒控制、疫情的确认都只能由当地政府及畜牧兽医行政主管部门组织实施。养殖户随意宰杀，如果对血液、废弃物和污染的水不进行处理或处理不当将会造成严重的环境污染和病原传播扩散。

32. 具备什么条件才能采集病料做病原分离?

高致病性禽流感属于一类传染病，为了防止疾病蔓延扩散，其病原分离必须在农业部指定的专业实验室、具备BSL3条件的实验室中进行。在不具备严格防护条件的实验室进行病毒分离增殖，容易引起散毒以及有可能造成实验人员的感染。

33. 对上报的高致病性禽流感疫情如何公布?

上报的疫情经农业部指定的国家禽流感参考实验室进行病原分离、鉴定和确认后，由农业部认定并及时公布。

34. 违纪违法行为要承担哪些责任?

违纪违法行为主要包括违反疫情报告和处理制度，违反经费、物资保障和使用制度，违反市场管理规定、扰乱社会秩序三个方面，根据情节轻重给予违纪违法单位通报批评、警告的处分，对主要负责人和其他责任人员依法给予警告、降级、撤职、开除处分。构成犯罪的要追究刑事责任。

35. 发生疫情地区的养殖户如何获得补偿?

国家对发生疫情的地区的养殖户实行经济补偿政策。主要是对直接扑杀并经核实的禽类及销毁的产品，按照国家制定的相关政策进行补偿。

附　录

卫生计生委发布《人感染 H7N9 禽流感疫情防控方案(第一版)》

为做到早发现、早报告、早诊断、早隔离、早治疗人感染 H7N9 禽流感病例,控制疫情的传播、蔓延,保障人民群众身体健康和生命安全,特制定本方案。

一、目的

(一)早期发现人感染 H7N9 禽流感病例。

(二)规范病例发现、报告、流行病学调查、实验室检测、密切接触者管理等疫情处置工作。

(三)指导各地开展人感染 H7N9 禽流感疫情防控工作。

二、适用范围

此方案适用于现阶段人感染 H7N9 禽流感病例的防控。

目前对该疾病的感染来源、感染发病的危险因素、传播途径、潜伏期、传染期、临床特点以及该病毒人际传播能力尚不清楚。本方案将根据对该疾病科学认识的深入和疫情形势变化适时更新。

三、病例的发现、报告

（一）病例定义。

1. 监测病例。同时具备以下4项条件的病例：

（1）发热（腋下体温≥38℃）；

（2）具有肺炎的影像学特征；

（3）发病早期白细胞总数降低或正常，或淋巴细胞分类计数减少；

（4）不能从临床或实验室角度诊断为常见病原所致肺炎。

2. 人感染H7N9禽流感疑似病例与确诊病例定义参照《人感染H7N9禽流感诊疗方案（2013年第1版）》（卫发明电〔2013〕5号）。

（二）发现与报告。各级各类医疗机构发现符合监测定义的病例后，须于24小时内进行网络直报。报告疾病类别选择“其他传染病”，并在备注栏中注明“人感染H7N9禽流感监测病例”。尚不具备网络直报条件的医疗机构，应当于24小时内以最快的通讯方式（电话、传真等）向当地县级疾病预防控制机构报告，并寄出传染病报告卡，县级疾病预防控制机构在接到报告后立即进行网络直报。

各级各类医疗机构发现人感染H7N9禽流感疑似病例、确诊病例后，应当于2小时内进行网络直报。报告疾病类别选择“其他传染病”，并在备注栏中注明“人感染H7N9禽流感疑似病例或者确诊病例”。尚不具备网络直报条件的医疗机构，应当于2小时内以最快的通讯方式（电话、传真等）向当地县级疾病预防控制机构报告，并寄出传染病报告卡，县级疾病预防控制机构在接到报告后立即进行网络直报。

四、病例的流行病学调查、采样与检测

(一)流行病学调查。各县(市、区)疾病预防控制机构接到辖区内医疗机构或医务人员报告人感染H7N9禽流感疑似病例或确诊病例后,应当按照《人感染H7N9禽流感流行病学调查方案》(附件1)进行调查,重点了解病例的基本情况、临床表现、发病前7天内可疑动物(如禽类、猪等)和农贸市场的接触和暴露情况,以及发病后至隔离治疗期间接触人员情况等,必要时根据个案流行病学调查情况组织开展病例主动搜索。

(二)标本采集、保存、运送与实验室检测。医疗机构应当及时采集病例的相关临床样本。采集的临床标本包括病人的上呼吸道标本(包括咽拭子、鼻拭子、鼻咽抽取物、咽漱液和鼻洗液)、下呼吸道标本(如气管吸取物、肺洗液、肺组织标本)和血清标本等。应当尽量采集病例发病早期的呼吸道标本(尤其是下呼吸道标本)和发病7天内急性期血清以及间隔2~4周的恢复期血清。如病人死亡,应当尽可能说服家属同意尸检,及时进行尸体解剖,采集组织(如肺组织、气管、支气管组织)标本。

标本采集、保存、运送与实验室检测按照《人感染H7N9禽流感病毒标本采集及实验室检测策略》(附件2)进行。

采集病例的临床标本后,县级疾病预防控制机构和病例收治的医疗机构要密切配合,按照生物安全的相关规定进行包装,并于24小时内送当地国家流感网络实验室检测。各地流感监测网络实验室应开展核酸检测,具备相应生物安全条件的网络实验室可开展病毒分离，并将分离的病毒按要求及时送国家流感中心，未开展病毒分离的网络实验室需将核酸检测阳性的病例原始标本按要求及时送国家流感中心。

发生人感染 H7N9 禽流感疫情的省份，常规流感样病例监测哨点医院采集流感样病例标本数每周不低于 15 份，并将 H7 核酸检测纳入常规检测项目。

五、病例管理和感染防护

参照《人感染 H7N9 禽流感医院感染预防与控制技术指南(2013 年版)》(卫发明电〔2013〕6 号)，落实消毒、院内感染控制和个人防护等措施。

六、密切接触者的追踪和管理

(一)定义。

(1)诊治疑似或确诊病例过程中未采取防护措施的医护人员或曾照料患者的家属；

(2)在疑似或确诊病例发病后至隔离治疗期间，有过共同生活或其他近距离接触情形的人员；

(3)经现场调查人员判断符合条件的其他人员。

(二)追踪和管理。

由县级卫生行政部门组织对密切接触者进行追踪和管理，对密切接触者实行医学观察/健康随访，不限制其活动，每日晨、晚各 1 次测体温并了解是否出现急性呼吸道感染症状。一旦出现发热(腋下体温≥37.5℃)及咳嗽等急性呼吸道感染症状，则立即转送至当地的定点医疗机构进行诊断、报告及治疗。

疾病预防控制机构负责标本采集和实验室检测工作。应当采集病例的所有密切接触者的双份血清标本(开始实施医学观察时和间隔2～4周后),当密切接触者出现急性呼吸道症状时还要采集咽拭子,送当地国家级流感网络实验室进行检测。

医学观察期限为自最后一次与病例发生无有效防护的接触后7天。

七、及时开展风险评估

各级卫生行政部门应当根据人感染H7N9禽流感的疫情形势、病原学研究进展及时组织专家开展风险评估,进行疫情形势研判,达到突发公共卫生事件标准时,应当按照相关预案及时启动相应应急响应机制,并按照相关规定及时终止响应。

八、做好健康教育工作

各地要积极开展舆情监测,针对公众和社会关注的热点问题以及对该疾病认识的进展,积极做好疫情防控知识宣传和风险沟通,指导公众建立正确的风险认识,促进公众形成正确的疾病预防行为。尤其要加强禽畜养殖场、散养户、屠宰场、批发及交易市场等的禽畜饲养、捕捉、屠宰、储藏、运输、交易和经营人员以及宠物禽畜养殖人员的健康教育和风险沟通工作。

九、加强医疗卫生机构专业人员培训与督导检查

对医疗卫生机构专业人员开展人感染H7N9禽流感病例的发现与报告、流行病学调查、标本采集、实验室检测、病例管理与感染防控、风险沟通等内容的培训,提高防控能力。

各级卫生行政部门负责组织对本辖区内的防控工作进行督导和检查,发现问题及时处理。

卫生计生委发布《人感染 H7N9 禽流感医院感染预防与控制技术指南(2013 年版)》

为进一步指导医疗机构做好人感染 H7N9 禽流感医院感染预防与控制工作,降低发生人感染 H7N9 禽流感医院感染的风险,规范医务人员行为,特制定本技术指南。

一、基本要求

(一)医疗机构应当根据人感染 H7N9 禽流感的流行病学特点,针对传染源、传播途径和易感人群,结合实际情况,建立预警机制,制订应急预案和工作流程。

(二)医疗机构应当开展临床医务人员的培训,提高医务人员对人感染 H7N9 禽流感医院感染预防与控制意识、报告与处置能力,做到早发现、早诊断、早隔离、早报告。

(三)医疗机构应当加强医院感染监测工作,发现疑似或确诊人感染 H7N9 禽流感感染患者时,应当按照有关要求,及时报告,做好相应处置工作。

(四)医疗机构应当规范消毒、隔离和防护工作,为医务人员提供充足、必要、符合要求的消毒和防护用品,确保消毒、隔离和个人防护等措施落实到位。

(五)严格按照《医疗机构消毒技术规范》的规定,做好医疗器械、污染物品、物体表面、地面等清洁与消毒;按照《医院空气净化管理规范》的规定,加强诊疗环境的通风,必要时进行空气消毒。

(六)在人感染 H7N9 禽流感感染患者诊治过程中产生的

医疗废物，应根据《医疗废物管理条例》和《医疗卫生机构医疗废物管理办法》的有关规定进行管理和处置。

二、医院感染预防与控制

（一）发热门诊。

1. 应当建立疑似、确诊患者隔离、转出和救治的工作流程，其建筑布局和工作流程应当符合《医院隔离技术规范》等有关要求。发热门诊出入口应设有手卫生设施。

2. 医务人员在诊疗工作中应当遵循标准预防原则，接触所有患者时均应当戴外科口罩，严格执行手卫生等措施。接触疑似患者或确诊患者时应当戴医用防护口罩。

3. 医务人员应当掌握人感染 H7N9 禽流感感染的流行病学特点与临床特征，对疑似或确诊患者立即采取隔离措施并及时报告。患者转出后按《医疗机构消毒技术规范》进行终末处理。

4. 医务人员进入或离开发热门诊时，要按照有关要求，正确穿脱防护用品。

5. 陪伴者及病情允许的患者应当戴外科口罩。

（二）急诊。

1. 应当建立预检分诊制度，制定并完善重症患者的转出、救治应急预案并严格执行。

2. 应当设置一定的隔离区域以满足疑似或确诊患者就地隔离和救治的需要。

3. 医务人员应当严格遵照标准预防的原则进行个人防护和诊疗环境的管理。

4. 诊疗区域应保持良好的通风并定时清洁消毒。

（三）普通病区（房）。

1. 应当备有应急隔离室，用于疑似或确诊患者的隔离与救治，建立相关工作制度及流程，备有充足的应对急性呼吸道传染病的消毒和防护用品。

2. 病区（房）内发现疑似或确诊患者，启动相关应急预案和工作流程，对患者实施及时有效隔离和救治。

3. 疑似或确诊患者宜专人诊疗与护理，限制无关医务人员的出入，原则不探视；有条件的可以安置在负压病房或及时转到有隔离和救治能力的专科医院。患者转出后按《医疗机构消毒技术规范》进行终末处理。

（四）收治疑似或确诊人感染 H7N9 禽流感感染患者的病区（房）。

1. 建筑布局和工作流程应当符合《医院隔离技术规范》等有关要求。

2. 对疑似或确诊患者应当及时采取隔离措施，疑似患者和确诊患者应当分开安置；疑似患者进行单间隔离，经病原学确诊的同类型感染患者可以同室安置。

3. 根据人感染 H7N9 禽流感的传播途径，在实施标准预防的基础上，采取飞沫隔离和接触隔离等措施。具体措施包括：

（1）医务人员进入或离开隔离病房时，应当遵循《医院隔离技术规范》的有关要求，并正确穿脱防护用品。

（2）原则上患者的活动限制在隔离病房内，若确需离开隔离病房或隔离区域时，应当采取相应措施如佩戴外科口罩，防止造成交叉感染。

（3）用于疑似或确诊患者的听诊器、体温计、血压计等医疗器具应专人专用。非专人专用的医疗器具使用后,应当进行彻底清洁和消毒。

(4)严格探视制度,原则上不设陪护。

(五)医务人员的防护。

1. 医务人员应当按照标准预防的原则,根据其传播途径采取飞沫隔离和接触隔离的防护措施。

2. 医务人员使用的防护用品应当符合国家有关标准。

3. 每次接触患者前后应当严格遵循《医务人员手卫生规范》要求,及时正确进行手卫生。

4. 医务人员应当根据导致感染的风险程度采取相应的防护措施。

(1)接触患者的血液、体液、分泌物、排泄物、呕吐物及污染物品时应戴清洁手套,脱手套后洗手。

(2)可能受到患者血液、体液、分泌物等物质喷溅时,应戴外科口罩或者医用防护口罩、护目镜、穿隔离衣。

(3)对疑似或确诊患者进行气管插管操作时,应戴医用防护口罩、护目镜、穿隔离衣。

(4)外科口罩、医用防护口罩、护目镜、隔离衣等防护用品被患者血液、体液、分泌物等污染时应当及时更换。

(5)正确穿戴和脱摘防护用品,脱去手套或隔离服后立即洗手或手消毒。

(6)处理所有的锐器时应当防止被刺伤。

(7)每个患者用后的医疗器械、器具应当按照《医疗机构消毒技术规范》的要求进行清洁与消毒。

(六)加强对患者的管理。

1. 应当对疑似或确诊患者及时进行隔离，并按照指定路线由专人引导进入病区。

2. 病情允许时，患者应当戴外科口罩；指导患者咳嗽或者打喷嚏时用卫生纸遮掩口鼻，在接触呼吸道分泌物后应当使用清洁剂洗手或者使用手消毒剂消毒双手。

3. 患者出院、转院后按《医疗机构消毒技术规范》进行终末消毒。

4. 患者死亡后，应当及时对尸体进行处理。处理方法为：用双层布单包裹尸体，装入双层尸体袋中，由专用车辆直接送至指定地点火化；因民族习惯和宗教信仰不能进行火化的，应当经上述处理后，按照规定深埋。

编后小语

传染病,中医称为疫,瘟疫在我国流行的时间有几千年了。中国人曾经用自己的智慧战胜了一次又一次的疫情而走到今天。在当前全球化的时代,经济超速地发展,人口不停的流动,在文明的进程中,又有新的瘟疫诞生、传播、威胁人类的生存与生命。例如:艾滋病,非典。近几年来,禽流感又不期而至,不断地骚扰着人类的生活与工作。在这个时期,居然有人打起了可以防和治禽流感的欺骗旗号,骗取钱财。在一定的条件下,禽流感是可防可治的,只要我们用科学的态度去对待它,禽流感未必有那么恐怖,感谢江西省人民出版社的信任,邀请我们编写这本小册子,以供读者获取预防禽流感的知识。为了普及医学科学知识,我们欣然接受了这个任务。编写时间很短,参考了大量文献和百度、新华网上的资料,向原作者致歉致谢,仓促有误,敬请专家们批评指点。

作者

2013 年 4 月 12 日

参考文献

[1]高彦生,王冲.2006年全球禽流感流行形势分析[J].检验检疫科学,2006,16(2):3-8.

[2]金宁一.高致病性禽流感的流行及其预防控制[J].中国免疫学杂志,2006,22(1):5-12.

[3]吴久鸿,胡春梅,史宁.国内外人禽流感预防概论[J].解放军药学学报,2006,22(1):44-47.

[4]廖党金,宋斌.禽流感的回顾与流行病学[J].中国兽医寄生虫病,2004,12(3):43-47.

[5]张贵生.人禽流感流行病学特征分析[J].疾病监测,2007,22(2):62-64.

[6]易学锋,罗会明.禽流感危机及其应对策略[J].中华流行病学杂志,2004,25(3):185-187.

[7]侯伟,刘克洲.禽流感的若干进展[J].国外医学·流行病学传·染病学分册,2004,31(1):5-8.

[8]陈青山.禽流感与人禽流感[J].武汉科技大学学报(自然科学),2006,29(3):310-312.

[9]王雪莲,袁萍. 禽流感及其疫苗研究进展[J]. 新疆畜牧业,2002,7 -9.

[10]刘文涵. 禽流感的临床特征[J]. 动物科学与动物医学,2003,20(4):72 -73.

[11]高致病性禽流感防治手册[M]. 第一版,中国农业出版社,2004.

[12]艾弗伏里西诺. 禽流感的由来[M]. 第一版. 新星出版社,2006.

[13]H7N9 型禽流感,[EB/OL]. http://baike. baidu. com/view/10374424. htm? subLemmaId = 10545783&fromenter = h7n9&redirected = alading,2013 -04 -10.

[14]湖北省人感染 H7N9 禽流感疫情防控方案(第一版).

[15]周平丽,禽流感处于散发状态禽流感传播途径,[EB/OL]. http://yangsheng. china. com. cn/20130407/15090. shtml,2013 -04 -7.